Buchheim-Schmidt / Schwarzbach

Gifte und Vergiftungen

Um die Lesbarkeit des Buches zu verbessern, verzichten wir auf die Nennung männlicher und weiblicher Sprachformen. Alle personenbezogenen Begriffe beziehen sich unterschiedslos auf Menschen jeden Geschlechts.

Alle Links zu externen Inhalten wurden zum Zeitpunkt der Drucklegung gewissenhaft überprüft. Wir bitten jedoch um Verständnis, dass der Verlag keinen Einfluss auf die dauerhafte Verfügbarkeit externer Online-Ressourcen hat und demzufolge keinen zeitlich unbegrenzten Zugang zu diesen Inhalten gewährleisten kann.

Buchheim-Schmidt / Schwarzbach

Gifte und Vergiftungen

Wissen, Verstehen, Erkennen, Handeln

Susann Buchheim-Schmidt, Mainz
Ralf Schwarzbach, Mainz

Unter Mitarbeit von Helmut Hentschel, Erfurt

Mit 124 Abbildungen und 3 Tabellen

WVG Wissenschaftliche Verlagsgesellschaft Stuttgart

Zuschriften an

lektorat@dav-medien.de

Anschrift der Autoren

Susann Buchheim-Schmidt
Dr. Ralf Schwarzbach
PTA-Schule des NTK Mainz
Carl-Zeiss-Straße 9
55129 Mainz

Anschrift des Mitarbeiters

Dr. Helmut Hentschel
Brühler Hohlweg 26 a
99094 Erfurt

Bibliografische Information der Deutschen Nationalbibliothek
Die Deutsche Nationalbibliothek verzeichnet diese Publikation in der Deutschen Nationalbibliografie; detaillierte bibliografische Daten sind im Internet unter https://portal.dnb.de abrufbar.

1. Auflage 2025
ISBN 978-3-8047-4578-0 (Print)
ISBN 978-3-8047-4634-3 (E-Book, PDF)

Maybachstraße 8, 70469 Stuttgart
www.wissenschaftliche-verlagsgesellschaft.de
Printed in Poland

Programmplanung: Dr. Tim Kersebohm
Lektorat: Silvia Rädlein, Lisa K. Rebenstock
Satz: primustype Hurler GmbH, Notzingen
Druck und Bindung: Drukarnia Dimograf Sp.z.o.o., Bielsko-Biała
Umschlagabbildung: Susann Buchheim-Schmidt
Umschlaggestaltung: deblik, Berlin

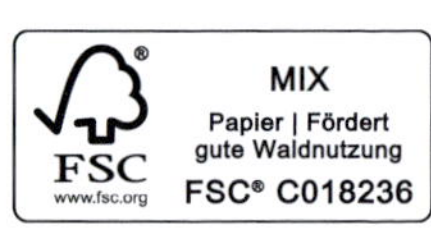

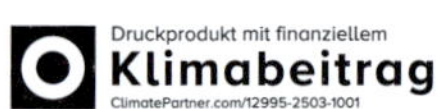

Vorwort

Verehrte Anwenderin, verehrter Anwender,
dieses Fachlehrbuch ist ein Übersichtswerk, vor allem für pharmazeutisches und medizinisches Personal, um in Vergiftungsfällen Bescheid zu wissen und beraten zu können. Es enthält viele Querverweise, die pharmazeutisch relevant sind. Dabei haben wir uns auf die relevanten Antidote beschränkt. Des Weiteren finden Sie auch Vergiftungen, für die keine Antidote zur Verfügung stehen, um die Bandbreite von toxikologisch relevanten Noxen abzudecken.
Auf Dosierungsangaben haben wir bewusst verzichtet, weil diese sehr speziell auf die Situation und auf den Patienten angepasst werden müssen (siehe dazu die Dosierungsschemata in den entsprechenden Fachinformationen). Um insbesondere pharmazeutischen Aspekten gerecht zu werden, haben wir auch die betreffenden Arzneibuchverweise eingefügt.
Unser besonderer Dank geht an Herrn Dr. Helmut Hentschel, ehemaliger Leiter der GIZ Erfurt, für die Überarbeitung der Kapitel und die wertvollen Tipps aus der Praxis. Weiterhin bedanken wir uns bei Frau Dr. Ute Becker, Mitarbeiterin im Botanischen Garten der Universität Mainz, Herrn Dr. Heiko Hentrich vom Arzneipflanzengarten Terra Medica, Saba Rokni, Marc Nesbitt und Lee Davies vom Herbarium und Fungarium Kew Gardens und Frau Karin Ebling von der Landesapothekerkammer Rheinland-Pfalz für die Unterstützung sowie bei der Wissenschaftlichen Verlagsgesellschaft Stuttgart, im Besonderen bei Herrn Dr. Tim Kersebohm und Frau Silvia Rädlein, für die gute Zusammenarbeit bei der Erstellung dieser Publikation.

Mainz, im Winter 2024/25

Susann Buchheim-Schmidt
Ralf Schwarzbach

Inhaltsverzeichnis

Abkürzungsverzeichnis

A

AB-DDR	Arzneibuch der Deutschen Demokratischen Republik
ADHS	Aufmerksamkeits-Defizit-Hyperaktivitäts-Syndrom
ADI	Acceptable Daily Intake (annehmbare tägliche Aufnahmemenge)
a. H.	Außer Handel
AMP	Adenosinmonophosphat
ARDS	Acute Respiratory Distress Syndrome (Akutes Atemnotsyndrom)
ATP	Adenosintriphosphat
AV-Block	Atrioventrikularblock

B

BP	British Pharmacopoeia (Britisches Arzneibuch)
BTM	Betäubungsmittel

C

ChP	Pharmacopoeia of the People's Republic of China (Chinesisches Arzneibuch)
CK	Kreatinkinase

D

DAB	Deutsches Arzneibuch
DAC	Deutscher Arzneimittel-Codex
DMARD	Disease-Modifying Anti-Rheumatic Drug (krankheitsmodifizierendes antirheumatisches Medikament)
DOB	2,5-Dimethoxy-4-bromamphetamin

E

ECMO	Extrakorporale Membranoxygenierung
EDTA	Ethylendiamintetraacetat
EFSA	European Food Safety Authority (Europäische Behörde für Lebensmittelsicherheit)

F

FAM	Fertigarzneimittel
FSD	First Safe Dilution (erste sichere Verdünnung)

G

GABA γ-Aminobuttersäure
G-CSF Granulocyte Colony-Stimulating Factor (Granulozyten-Kolonie-stimulierender Faktor)
GIZ Giftinformationszentrum
GMP Guanosinmonophosphat
GÜG Grundstoffüberwachungsgesetz

H

HAB Homöopathisches Arzneibuch
HPUS Homoeopathic Pharmacopoeia of the United States (Homöopathisches Arzneibuch der Vereinigten Staaten)
HWZ Halbwertszeit

I

I_{Kr} Schnell (rapid) aktivierender delayed rectifier Kaliumauswärtsstrom
I_{Ks} Langsam (slow) aktivierender delayed rectifier Kaliumauswärtsstrom
INR International Normalized Ratio

K

KG Körpergewicht

L

LC_{50} Letale Konzentration, bei der 50 % der Spezies versterben (inhalative Aufnahme von Giften)
LD Letale Dosis
LD_{50} Letale Dosis, bei der 50 % der Versuchstiere versterben

M

MDEA Methyldiethanolamin
MDMA 3,4-Methylendioxy-*N*-methylamphetamin
MetHb Methämoglobin

N

NBO Normobaric Oxygenation (normalbare Oxygenation)
NMDA *N*-Methyl-D-aspartat
NRF Neues Rezeptur-Formularium
NSAR Nichtsteroidale Antirheumatika

P

pCO_2	Partialdruck von Kohlendioxid im Blut
PDE	Permitted Daily Exposure (zulässige tägliche Exposition)
PEB	Plasmaeiweißbindung
PF	Pharmacopée Française
Ph. Eur.	Pharmacopoeia Europaea (Europäisches Arzneibuch)
PSV	Pilzsachverständige(r)

R

RAAS	Renin-Angiotensin-Aldosteron-System

T

TCM	Traditionelle Chinesische Medizin

U

USP	United States Pharmacopoeia (Arzneibuch der Vereinigten Staaten)

Z

ZNS	Zentrales Nervensystem

Antidot-Liste

Im Folgenden finden Sie bei Vergiftungen häufig genutzte Antidote und andere Wirkstoffe mit Verweis auf die entsprechenden Kapitel.

Wirkstoff	Bei Intoxikationen mit	Bestandteil der „Bremer Liste"	Kapitel
Acetylcystein (ACC, NAC)	Paracetamol (Acetaminophen)	Nein	▶Kap. 2.3, Grüner Knollenblätterpilz (*Amanita phalloides*) ▶Kap. 2.6, Frühjahrs-Giftlorchel (*Gyromitra esculenta*) ▶Kap. 4.18, Paracetamol
Aktivkohle (Medizinalkohle, Carbo medicinalis)	Unspezifisches Adsorbens Bindung vieler organischer Stoffe (z. B. Pflanzeninhaltsstoffe, Arzneistoffe)	Ja	Diverse Kapitel
Andexanet alfa	Rivaroxaban Apixaban Edoxaban	Nein	▶Kap. 4.17, Orale Antikoagulanzien; s. DOAKs

Wirkstoff	Bei Intoxikationen mit	Bestandteil der „Bremer Liste“	Kapitel
Atropinsulfat	Organophosphate (z. B. E605) Carbamate Nervenkampfstoffe (z. B. Sarin, VX) Betablocker Muscarin-Syndrom	Ja	▶Kap. 1.1, Blauer Eisenhut (*Aconitum napellus*) ▶Kap. 1.13, Europäische Eibe (*Taxus baccata*) ▶Kap. 2.2, Fliegenpilz (*Amanita muscaria*)/ Pantherpilz (*Amanita pantherina*) ▶Kap. 2.7, Ziegelroter Risspilz (*Inocybe erubescens*) und Verwandte ▶Kap. 4.6, Antidiabetika u. a. Arzneimittel, die Hypoglykämien auslösen; s. Betablocker ▶Kap. 5.1, Alkylphosphate (Phosphorsäureester) u. a. Cholinesterasehemmer
Beclometasondipropionat	Toxisches Lungenödem	Nein	▶Kap. 1.2, Gefleckter Aronstab (*Arum maculatum*) ▶Kap. 5.7, Flusssäure und Fluoride ▶Kap. 5.8, Kohlenstoffmonoxid (CO); s. Rauchgasvergiftungen

Wirkstoff	Bei Intoxikationen mit	Bestandteil der „Bremer Liste"	Kapitel
Biperiden	Extrapyramidalmotorische Symptome (EPMS) durch Neuroleptika und ähnlich wirkende Arzneimittel	Nein	▶Kap. 4.15, Neuroleptika (Antipsychotika)/ Dopamin-Antagonisten
Botulismus-Antitoxin	Clostridium botulinum	Nein	▶Kap. 4.10, Botulinumtoxin
Calciumgluconat	Flusssäure Calciumantagonisten	Nein	▶Kap. 4.11, Calciumantagonisten ▶Kap. 5.7, Flusssäure und Fluoride
Cyproheptadin	Serotonin-Syndrom	Nein	▶Kap. 4.3, Amphetamine u. a. indirekte Sympathomimetika ▶Kap. 4.4, Serotonin-Reuptake-Inhibitoren
Dantrolen	Malignes Neuroleptisches Syndrom (MNS) Maligne Hyperthermie (MH)	Nein	▶Kap. 4.12, Inhalationsnarkotika
Deferoxamin	Eisenverbindungen, Aluminium (experimentell)	Nein	▶Kap. 5.5, Eisensalze

Wirkstoff	Bei Intoxikationen mit	Bestandteil der „Bremer Liste“	Kapitel
Diazepam	Chloroquin, Hydroxychloroquin, Cocain Behandlung von Krampfanfällen auch bei anderen Vergiftungen	Nein	▶Kap. 1.8, Gewöhnlicher Besenginster (*Cytisus scoparius*) ▶Kap. 2.8, Mutterkorn (*Secale cornutum*) ▶Kap. 4.3, Amphetamine u. a. indirekte Sympathomimetika (Phenylethylaminderivate) ▶Kap. 4.4, Antidepressiva (Serotonin-Reuptake-Inhibitoren) ▶Kap. 4.7, H_1-Antihistaminika ▶Kap. 5.1, Alkylphosphate (Phosphorsäureester) u. a. Cholinesterasehemmer
Digitalis-Antitoxin	Digitalisglycoside (Digitoxin, Digoxin), weitere Herzglycoside	Nein	▶Kap. 1.9, Roter Fingerhut (*Digitalis purpurea*) u. a. herzglycosidhaltige Pflanzen
Dimethylaminophenol (4-DMAP)	Cyanide und Blausäure (HCN)	Ja	▶Kap. 5.3, Blausäure (HCN) und Cyanide
Dimercaptopropansulfonat (DMPS)	Quecksilber Arsen Blei und andere Schwermetalle	Nein	▶Kap. 5.2, Arsenverbindungen ▶Kap. 5.4, Bleiverbindungen u. a. Schwermetalle

Wirkstoff	Bei Intoxikationen mit	Bestandteil der „Bremer Liste“	Kapitel
Dimercaptobernsteinsäure (DMSA)	Blei und andere Schwermetalle	Nein	▶ Kap. 5.2, Arsenverbindungen ▶ Kap. 5.4, Bleiverbindungen u. a. Schwermetalle
Eisen(III)-hexacyanoferrat(II)*	Thallium- und Caesiumverbindungen (inkl. Isotope $^{201}_{81}Tl$ und $^{137}_{55}Cs$)	Nein	▶ Kap. 5.4, Bleiverbindungen u. a. Schwermetalle; s. Thallium-Verbindungen ▶ Kap. 5.12, Radioaktive Isotope
Epinephrin (Adrenalin)	Kardiopulmonale Reanimation Anaphylaxie Betablocker Calciumantagonisten	Nein	▶ Kap. 4.6, Antidiabetika u. a. Arzneimittel, die Hypoglykämien auslösen; s. Betablocker ▶ Kap. 4.11, Calciumantagonisten
Ethanol	Ethylenglycol Diethylenglycol Methanol	Nein	▶ Kap. 5.6, Ethylenglycol ▶ Kap. 5.9, Methanol
Flumazenil	Benzodiazepine (BZD) Ggf. bei Z-Substanzen (z. B. Zopiclon)	Nein	▶ Kap. 4.9, Benzodiazepine und Z-Substanzen
Folinsäure (Leucovorin®)	Methotrexat (MTX)	Nein	▶ Kap. 4.14, Methotrexat (MTX)

Wirkstoff	Bei Intoxikationen mit	Bestandteil der „Bremer Liste“	Kapitel
Folsäure*	Methanol, Ameisensäure und Formiate	Nein	▶ Kap. 2.6, Frühjahrs-Giftlorchel (*Gyromitra esculenta*) ▶ Kap. 5.6, Ethylenglycol ▶ Kap. 5.9, Methanol
Fomepizol (4-Methylpyrazol)	Ethylenglycol Diethylenglycol Methanol Coprinus-Syndrom	Nein	▶ Kap. 2.4, Faltentintling (*Coprinus atramentarius*) ▶ Kap. 5.6, Ethylenglycol ▶ Kap. 5.9, Methanol
Glucagon	Antidiabetika Betablocker Calciumantagonisten	Nein	▶ Kap. 4.6, Antidiabetika u. a. Arzneimittel, die Hypoglykämien auslösen ▶ Kap. 4.11, Calciumantagonisten
Glucarpidase (Carboxypeptidase G2)	Methotrexat-(MTX-)Überdosierung (akut)	Nein	▶ Kap. 4.14, Methotrexat (MTX)
Glucose	Insulin Einige orale Antidiabetika	Nein	▶ Kap. 4.6, Antidiabetika u. a. Arzneimittel, die Hypoglykämien auslösen
Hydroxocobalamin	Blausäure Cyanide Rauchgase	Nein	▶ Kap. 5.3, Blausäure (HCN) und Cyanide

Wirkstoff	Bei Intoxikationen mit	Bestandteil der „Bremer Liste"	Kapitel
Icatibant*	Angioneurotisches Ödem durch ACE-Hemmer	Nein	▶ Kap. 4.1, ACE-Hemmer
Idarucizumab	Dabigatran (Thrombinhemmer)	Nein	▶ Kap. 4.17, Orale Antikoagulanzien; s. DOAKs
Insulin-Glucose	Betablocker Calciumantagonisten	Nein	▶ Kap. 4.6, Antidiabetika u. a. Arzneimittel, die Hypoglykämien auslösen, s. Betablocker ▶ Kap. 4.11, Calciumantagonisten
Kaliumiodid*	Radioaktive Iod-Isotope	Nein	▶ Kap. 5.12, Radioaktive Isotope
Levocarnitin (L-Carnitin)	Valproinsäure (Valproat)	Nein	
Lipidemulsion 20 %	Lipophile Lokalanästhetika und andere lipophile Pharmaka	Nein	▶ Kap. 4.5, Antidepressiva (tri- und tetracyclisch) ▶ Kap. 4.6, Antidiabetika u. a. Arzneimittel, die Hypoglykämien auslösen, s. Betablocker ▶ Kap. 4.11, Calciumantagonisten ▶ Kap. 4.13, Lokalanästhetika

Wirkstoff	Bei Intoxikationen mit	Bestandteil der „Bremer Liste“	Kapitel
Magnesiumsulfat	Torsade de Pointes bei tricyclischen Antidepressiva, Cocain, Amphetamine, Neuroleptika, H_1-Antihistaminika	Nein	▶Kap. 1.1, Blauer Eisenhut (*Aconitum napellus*) ▶Kap. 4.7, H_1-Antihistaminika ▶Kap. 4.15, Neuroleptika (Antipsychotika)/ Dopamin-Antagonisten
Methylthioniniumchlorid (Methylenblau)	Methämoglobinämie u. a. durch Nitrit, Anilin, Nitrate Lokalanästhetika	Nein	▶Kap. 5.11, Nitrate und Nitrite (Salze und Ester)
Naloxon	Opiate; Opioide	Ja	▶Kap. 4.16, Opiate, Opioide, Opioidanalgetika
Natriumhydrogencarbonat	Tricyclische Antidepressiva (TZA) Salicylat (Acetylsalicylsäure) Barbiturate Chlorphenoxycarbonsäure-Herbizide	Nein	▶Kap. 4.2, Acetylsalicylsäure und Salicylate ▶Kap. 4.5, Antidepressiva (tri- und tetracyclisch) ▶Kap. 4.7, H_1-Antihistaminika ▶Kap. 4.8, Barbiturate ▶Kap. 4.14, Methotrexat (MTX)
Natriumthiosulfat	Blausäure (HCN) und Cyanide	Nein	▶Kap. 5.3, Blausäure (HCN) und Cyanide

Wirkstoff	Bei Intoxikationen mit	Bestandteil der „Bremer Liste“	Kapitel
Obidoximchlorid	Insektizide aus der Gruppe der Organophosphate (Alkylphosphate, Alkylthiophosphate) Nervenkampfstoffe (z. B. Sarin, VX)	Nein	▶ Kap. 5.1, Alkylphosphate
Pentetsäure (Calciumtrinatriumsalz)*	Radionuklide, Schwermetalle (insb. Transurane)	Nein	▶ Kap. 5.4, Bleiverbindungen u. a. Schwermetalle; s. transurane Schwermetallradionuklide
Physostigminsalicylat	Zentrales anticholinerges Syndrom (ZAS) Anticholinergika wie Tropanalkaloide (Hyoscyamin, Atropin, Scopolamin) Antiemetika/Antihistaminika (Diphenhydramin, Dimenhydrinat) Neuroleptika (Phenothiazin, Thioridazin, Chlorpromazin, Promethazin	Nein	▶ Kap. 1.3, Tollkirsche (*Atropa belladonna*) u. a. Nachtschattengewächse ▶ Kap. 2.2, Fliegenpilz (*Amanita muscaria*)/ Pantherpilz (*Amanita pantherina*) ▶ Kap. 4.5, Antidepressiva (tri- und tetracyclisch) ▶ Kap. 4.7, H_1-Antihistaminika)

Wirkstoff	Bei Intoxikationen mit	Bestandteil der „Bremer Liste"	Kapitel
Phytomenadion (Vitamin K_1)	Vitamin-K-Antagonisten (Antikoagulanzien, Rodentizide)	Nein	▶ Kap. 4.17, Orale Antikoagulanzien; s. Vitamin-K-Antagonisten
Pyridostigminbromid*	Atropin Scopolamin Alkylphosphate	Nein	▶ Kap. 4.10, Botulinumtoxin ▶ Kap. 5.1, Alkylphosphate (Phosphorsäureester) u. a. Cholinesterasehemmer
Pyridoxinhydrochlorid (Vitamin B_6)*	Isoniazid Hydrazine Gyromitrin Ethylenglycol	Nein	▶ Kap. 2.6, Frühjahrs-Giftlorchel (Gyromitra esculenta) ▶ Kap. 5.6, Ethylenglycol
Sauerstoff	Kohlenmonoxid	Nein	▶ Kap. 5.8, Kohlenstoffmonoxid (CO)
Schlangengift-Immunserum (Fab-Immunglobuline, spezifisch Europäische Vipern-Toxine bindend)	Europäische Vipern	Nein	▶ Kap. 3.1, Einheimische Giftschlangen (Viperidae)

Wirkstoff	Bei Intoxikationen mit	Bestandteil der „Bremer Liste“	Kapitel
Silibinin	Hepatotoxische amatoxinhaltige Pilze wie Knollenblätterpilze (*Amanita phalloides*) *Lepiota*-, *Galerina*- und *Amanita*-Arten	Nein	▶ Kap. 2.3, Grüner Knollenblätterpilz *(Amanita phalloides)*
Simeticon (Dimeticon)	Tensidhaltige Wasch- und Reinigungsmittel	Nein	▶ Kap. 5.13, Spülmittel/Tenside
Thiamin (Vitamin B_1)*	Ethanol, Ethylenglycol	Nein	▶ Kap. 5.6, Ethylenglycol
Toloniumchlorid (Toluidinblau®)	Methämoglobinämie u. a. durch Nitrit, Anilin, Nitrate Lokalanästhetika Auch bei Überdosierung von 4-DMAP	Ja	▶ Kap. 2.6, Frühjahrs-Giftlorchel (Gyromitra esculenta) ▶ Kap. 4.13, Lokalanästhetika ▶ Kap. 5.11, Nitrate und Nitrite (Salze und Ester)

Quellen:
Rote Liste. Antidotarium. Florian Eyer, Christian Rabe in Zusammenarbeit mit der Gesellschaft für klinische Toxikologie (GfKT), https://www.rote-liste.de/api/w-information/?rel_link=/wp-content/uploads/2022/12/Antidotarium.pdf (abgerufen 17.07.2024)
Antidota GIZ-Nord Göttingen, Stand 2020, https://www.giz-nord.de/cms/images/downloads/Antidota/ausfhrliche_Antidotliste.pdf (abgerufen 17.07.2024)
* Ergänzungen aus der umfassenden Antidot-Liste des GIZ-Nord

1 Pflanzen

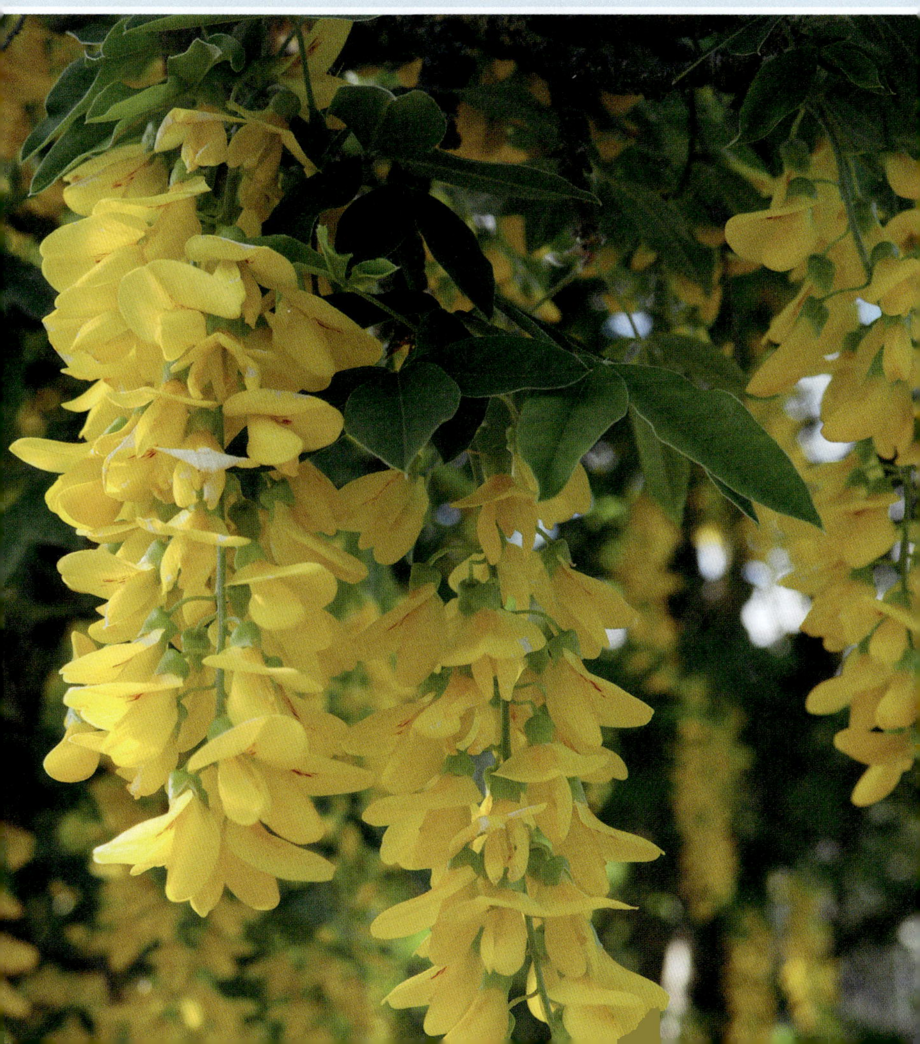

1.1 Blauer Eisenhut (Aconitum napellus)

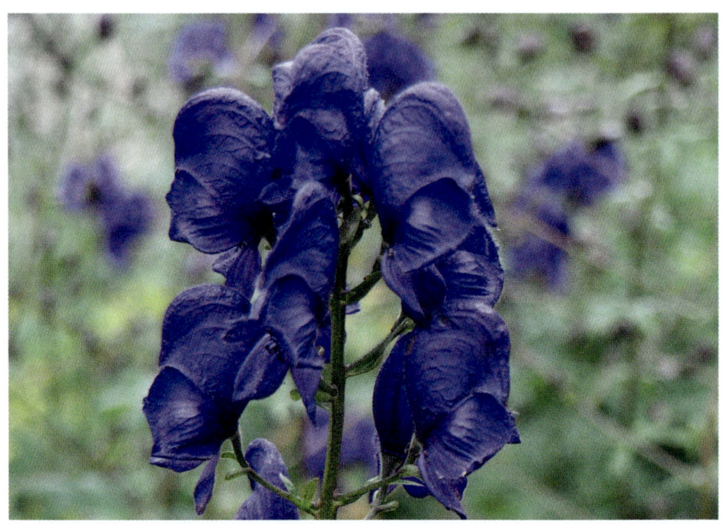

Beschreibung

Familie	Ranunculaceae (Hahnenfußgewächse)
Info	Ausdauernde, bis zu 1,50 m hohe Staude Wächst an feuchten Orten im Gebirge oder in Gärten
Stängel	Aufrecht, kräftig, kraus oder kurz, flaumig, behaart Zahlreiche wechselständige Blätter
Blätter	Handförmig geteilt (fünf- bis siebenteilig)
Blüten	Violett oder blau, helmartig Blütezeit: Juni bis September
Früchte	Balgfrüchte mit schwarzen Samen
Wurzel	Wurzelknolle/Wurzelstock Rübenförmig dunkelbraun bis schwarz (Beschreibung siehe HAB)

Arzneibuchverweise/Analytik

Homöopathisches Arzneibuch (HAB)

- **Monografien:** Aconitum napellus (ausführliche Pflanzenbeschreibung inkl. Wurzel; Gehaltsbestimmung Aconitin) | Veratrum album (Beschreibung Wurzelstock; Gehaltsbestimmung Protoveratrin)

Chinesisches Arzneibuch (ChP)

- **Monografien:** Aconiti kusnezoffii radix (Kusnezoff-Eisenhutwurzelknollen; Caowu), Verschreibungspflicht! | Aconiti radix (Chinesische Eisenhutwurzel; Chuanwu), Verschreibungspflicht!

Toxische Inhaltsstoffe

Nor-Diterpenalkaloide

- Aconitin (Hauptalkaloid)
- Mesaconitin (bei einigen Unterarten)

Vergiftungsumstände

- Kleinkinder: akzidentelle Ingestion von Blüten, Blättern und Samen; Verwechslungen mit Gartenrittersporn (leicht giftig); Toxizität wird unterschätzt
- Verwechslungen der Blätter mit denen von Liebstöckel oder Petersilie
- Verzehr der Wurzelknollen in suizidaler Absicht
- TCM: „Chuanwu"; „Caowu" (Chinesischer und Kusnezoff-Eisenhut) bei Nichtbeachtung der Zubereitungsregeln; Verschreibungspflicht!

Vergiftungsmechanismus

- **Natriumkanalmodulator (→ Natriumkanalöffner):** Aconitin bindet an spannungsabhängige Na^+-Kanäle der Zellmembranen, deren Inaktivierung nach einem Aktionspotenzial unterdrückt wird. Dadurch wird die Repolarisation verzögert oder vollständig blockiert.
- **Wirkung:** zuerst erregend, später lähmend auf sensible und motorische Nervenendigungen sowie auf das ZNS

Vergiftungssymptome

- **Parästhesien (→ Natriumkanalmodulator):**
  - Beginn: 10–20 Minuten nach dermaler oder peroraler Einwirkung
  - Brennende Missempfindungen (Anaesthesia dolorosa) in Fingern und Zehen, im Gesicht und um den/im Mund
  - Geschmacksstörung, Mundtrockenheit
  - Anästhesie von Zunge und Mundhöhle
  - Taubheit des Körpers, Hitze- und Kältegefühl
- Übelkeit, Erbrechen, evtl. Durchfälle
- Muskelschwäche mit Atemstörungen
- Schwindel, Unruhe, Verwirrtheit, zerebrale Krampfanfälle
- Hypotonie, Herzrhythmusstörungen mit Verlängerung der QT-Zeit, polytope ventrikuläre Extrasystolen, Bigeminie, zunächst Bradyarrhythmien, spätere Kammertachykardie führt zum Herz-Kreislauf-Versagen

Toxizität/Toxikologische Daten

- **Sehr stark giftig** (+++), Kategorie 3 (hohes Vergiftungsrisiko) – giftigste Pflanzengattung Europas
- Giftige Teile: alle Pflanzenteile, insbesondere die Wurzelknollen (0,1–1,1 % Alkaloide)
- Aconitin wird dermal und peroral gut resorbiert, auch über unverletzte Haut
- LD Erwachsener: 1,5–6 mg Aconitin (Hager); 1–2 g der Wurzel

Therapie/Antidot

Sofortmaßnahmen

- **Sofortige Arztvorstellung (Notarzt!)**
- **Kein Erbrechen auslösen; keine Magenspülung!** (Gefahr durch Herzrhythmusstörungen und Krampfanfälle)

Primäre Giftelimination

- Aktivkohle

Kein spezifisches Antidot!

Symptomatische Behandlung

- Sauerstoff; ggf. Intubation und Beatmung
- Krämpfe: **Benzodiazepine** (Lorazepam first line)
- Bradyarrhythmien: **Atropin**; ggf. temporärer Schrittmacher
- QT-Zeit-Verlängerung mit Kammertachykardien (Torsade de Pointes): **Magnesiumsulfat i. v.**
- Kammerflimmern: **Lidocain (Natriumkanalblocker)** oder Amiodaron i. v.
- Refraktäre ventrikuläre Arrhythmie: Herz-Lungen-Unterstützung durch extrakorporale Membranoxygenierung (ECMO)

Vergleiche

Andere Hahnenfußgewächse

- **Rittersporn** (z. B. *Delphinium*-Arten): Verwechslungen; erkennbar am Sporn

Andere Natriumkanalöffner

- **Veratridin:** *Veratrum album* (Weißer Germer)
- **Grayanotoxine:** *Kalmia latifolia* (Berglorbeer), *Rhododendron* spec.

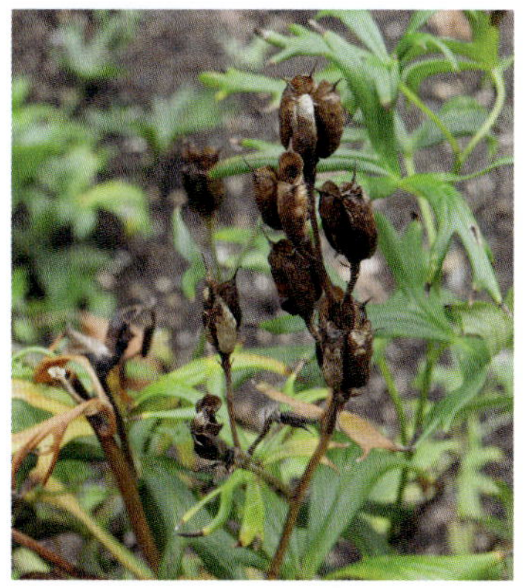

Blauer Eisenhut, Balgfrüchte

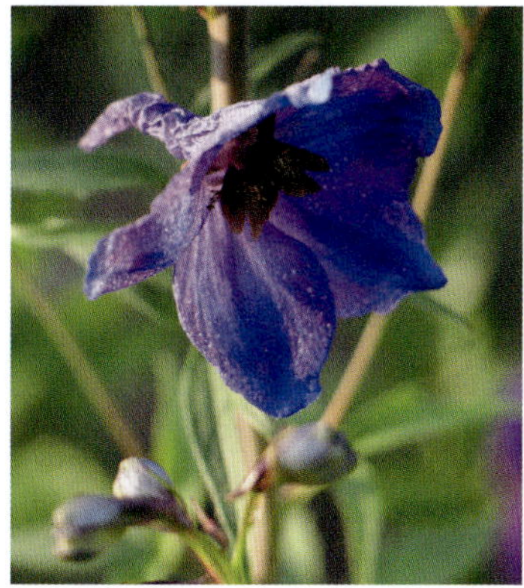

Rittersporn (*Delphinum* spec.)

1.2 Gefleckter Aronstab (Arum maculatum)

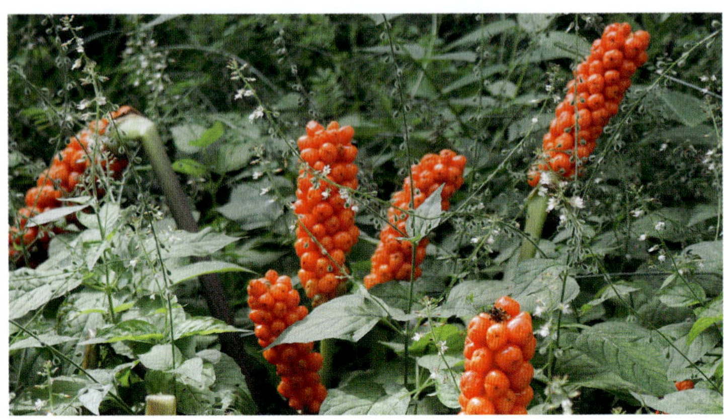

Beschreibung

Familie	Araceae (Aronstabgewächse)
Info	Ausdauernde, bis zu 40 cm hohe Pflanze Wächst in schattigen Laubwäldern
Blätter	Pfeilförmig, gefleckt; erscheinen im zeitigen Frühjahr
Blüten	Bräunlich, im Kolben, von einem großen, bauchigen weißen Blatt umgeben Blütezeit: Mai bis Juni
Früchte	Rote Beeren, dicht gedrängt Fruchtreife: Juni bis Juli
Wurzel	Knollig verdickt

Arzneibuchverweise/Analytik

Homöopathisches Arzneibuch (HAB)

- **Monografie:** Arum maculatum (nur Beschreibung des Rhizoms)

Hagers Enzyklopädie der Arzneistoffe und Drogen (2007)

- Pflanzenbeschreibung

Toxische Inhaltsstoffe

- **Oxalatkristalle:** als Raphiden, die in Idioblasten („Schießzellen") eingelagert sind

Vergiftungsumstände

- Ingestion durch Kleinkinder, v. a. Beeren
- Verwechslungen der Blätter mit Bärlauch (im Frühjahr)
- Tödliche Vergiftungen bei Weidevieh

Vergiftungsmechanismus

- Bei Berührung, Druck, Kauen oder anderweitiger Verletzung der Pflanze schießen die Raphiden aus den Zellen und zerstechen Haut- und Schleimhautzellen. Es folgt eine **Entzündungsreaktion**.

Vergiftungssymptome

Erste Symptome treten bereits nach einigen Minuten auf!

- **Ingestion:**
  - Schleimhautreizungen mit Rötung
  - Schwellung und Blasenbildung der Lippen, der Zunge und des Gaumens
  - Brennen, Taubheitsgefühl, Speichelfluss, Schluckbeschwerden
  - Übelkeit, Erbrechen, Bauchschmerzen, Durchfall
  - In schweren Fällen: Ulzerationen, **Glottisödem mit Erstickungsgefahr**
- **Hautkontakt:** Brennen, Rötung, Schmerzen, Quaddeln bis zur Blasenbildung, Dermatitis
- **Augenkontakt:** Lidschwellung, Brennen, Rötung, Kribbeln

Toxizität/Toxikologische Daten

- **Mäßig giftig** (++); Kategorie 2 (mittleres Vergiftungsrisiko)
- Giftige Teile: alle Pflanzenteile einschließlich der Beeren
- Toxizität standortabhängig; Giftigkeit nimmt beim Trocknen und Kochen ab

Therapie/Antidot

Sofortmaßnahmen

- **Nach Verschlucken kein Erbrechen auslösen!**
- Zufuhr gekühlter Getränke (max. 1 Glas stilles Wasser, Tee, Saft) oder Speiseeis
- Aktivkohle ist unwirksam!
- Bei Haut- oder Augenkontakt 10 Minuten mit fließendem Wasser spülen

Antidot

- **Glucocorticoide:** lokal z. B. als Spray; bei Glottisödem i. v.

Symptomatische Behandlung

- Anwendung von lidocainhaltigem Gel im Mundbereich (z. B. DYNEXAN Mundgel®)

Vergleiche

Andere Aronstabgewächse

- Beliebte **Zimmerpflanzen**, die zu Vergiftungen bei Kleinkindern und Haustieren führen können; teilweise mit starken Schleimhautreizungen und -schwellungen
  Erstickungsgefahr möglich!
  Beispiele: *Alocasia* spec. (Pfeilblätter); *Dieffenbachia* (z. B. Schweigrohr); *Monstera* (Fensterblatt); *Philodendron* (Baumfreund); *Zamioculcas zamiifolia* (Fiederblatt, Zamie); *Zantedeschia aethiopica* (Zimmerkalla)
- **Freilandpflanzen:** *Calla palustris* (Sumpf-Calla)

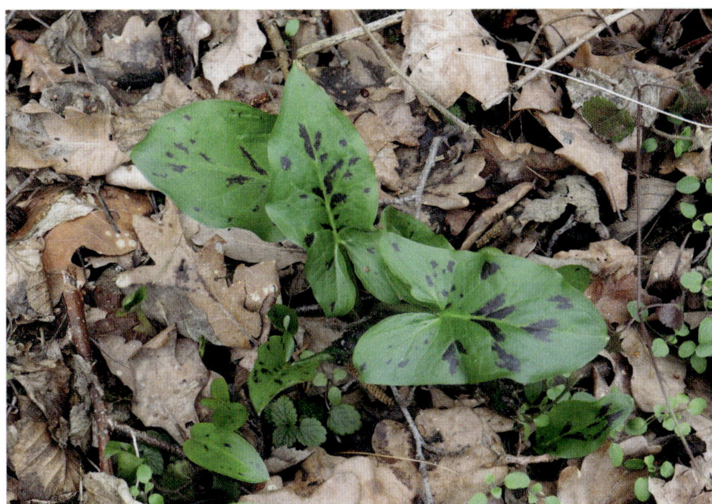

Gefleckter Aronstab (*Arum maculatum*), typisch gefleckte Blätter

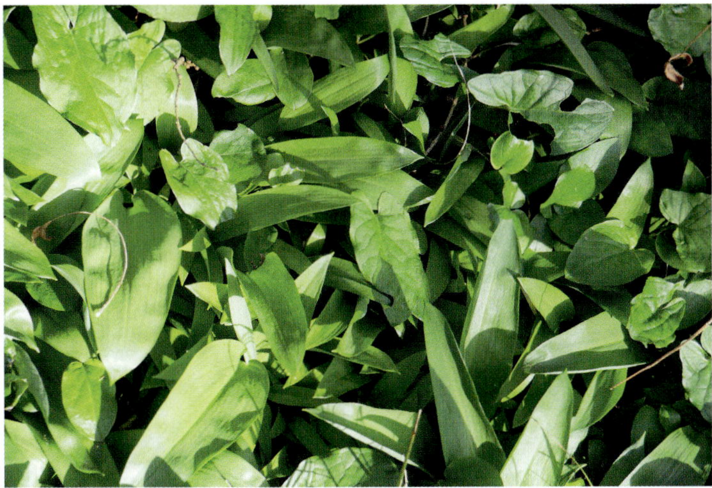

Bärlauch, durchwachsen mit Aronstab

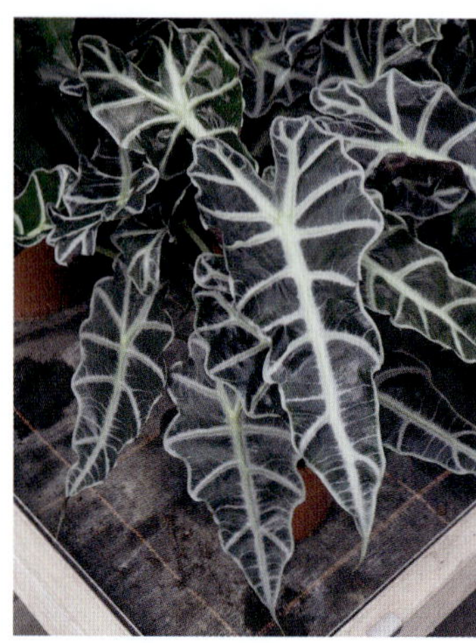

Sanders Pfeilblatt
(*Alocasia sanderiana*)

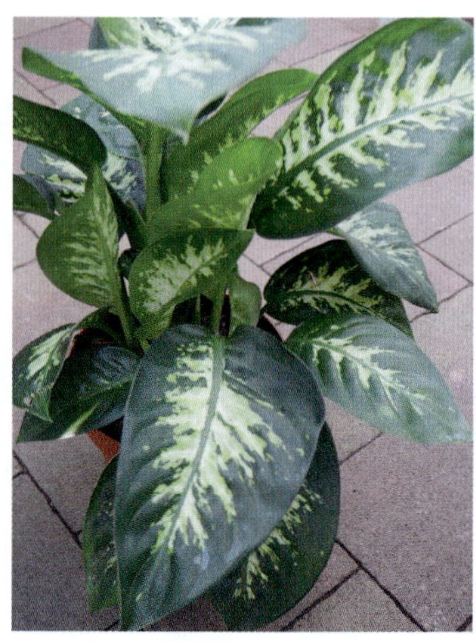

Dieffenbachia spec.

1.3 Tollkirsche (Atropa belladonna) und andere Nachtschattengewächse

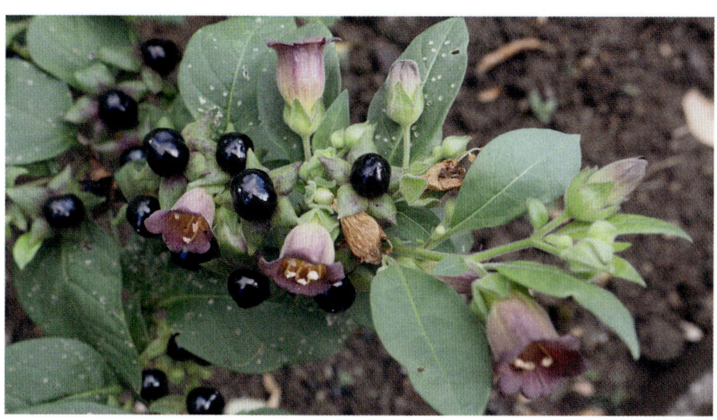

Beschreibung

Familie	Solanaceae (Nachtschattengewächse)
Info	Bis zu 1,50 m hohe Staude
Blätter	Glattrandig
Blüten	Braun-violett Blütezeit: Mai bis August
Beeren	Saftig, blauschwarz und glänzend Reife: Juli bis Oktober

Arzneibuchverweise/Analytik

Europäisches Arzneibuch (Ph. Eur.)

- **Monografien:** Belladonna für homöopathische Zubereitungen (Pflanzenbeschreibung, Gehaltsbestimmung) | Belladonnablätter | Eingestelltes Belladonnapulver | Eingestellter Belladonnablättertrockenextrakt | Hyoscyamus für homöopathische Zubereitungen (Pflanzenbeschreibung, Gehaltsbestimmung) | Mandragora für homöopathische Zubereitungen (Beschreibung der Wurzel, Gehaltsbestimmung) | Stramoniumblätter | Stramoniumblätter für homöopathische Zubereitungen | Atropin | Atropinsulfat | Physostigminsalicylat

Toxische Inhaltsstoffe

Tropanalkaloide

- Atropin (Racemat aus D- und L-Hyoscyamin)
- Scopolamin (L-Hyoscin)

Vergiftungsumstände

- Verzehr der Beeren durch Kleinkinder (Achtung: süßer Geschmack!)
- Verwechslung der Blätter mit Teedrogen
- Symptome nach Applikation atropinhaltiger Augentropfen bei Kleinkindern
- Missbrauch → andere Nachtschattengewächse (siehe Vergleiche)

Vergiftungsmechanismus

Parasympatholytikum

- Aufhebung der Wirkung von Acetylcholin durch kompetitiven Antagonismus an muscarinergen Acetylcholinrezeptoren und an cholinergen Rezeptoren im Zentralnervensystem
- In höheren Dosen Hemmung der nicotinergen Wirkungen von Acetylcholin an den Ganglien und an der motorischen Endplatte

Vergiftungssymptome

Anticholinerges Syndrom

- Tachykarde Herzrhythmusstörungen
- Sehstörung (Mydriasis, Anstieg des Augeninnendrucks → Glaukomanfall möglich)
- Hemmung der Schweißsekretion führt zur Hautrötung (heißer roter Kopf) und Überwärmung (Hyperpyrexie)
- Hemmung der Speichelsekretion führt zu Mundtrockenheit, Durst, Heiserkeit, Schluckbeschwerden
- Motorische Unruhe, Störung des Gleichgewichts
- Zentrale Erregung, Halluzinationen, Krampfanfälle
- Delir, Koma, Atemlähmung

Toxizität/Toxikologische Daten

- **Sehr stark giftig** (+++); Kategorie 3 (hohes Vergiftungsrisiko)
- Giftige Teile: alle Pflanzenteile
- Kinder: lebensbedrohliche Menge 3–5 Beeren
- Erwachsene: lebensbedrohliche Menge 10–20 Beeren
- FSD (Herstellung nach HAB): Atropa belladonna D5 | Datura stramonium D4 | Hyoscyamus niger D4

Therapie/Antidot

Sofortmaßnahmen

- **Kein Erbrechen auslösen; keine Magenspülung!** (Gefährdung durch Krampfanfälle!)

Primäre Giftelimination

- Aktivkohle

Antidot

- **Physostigminsalicylat** (Anticholium®) wirkt als indirektes Parasympathomimetikum (reversibler Cholinesterasehemmer)

Vergleiche

Andere Nachtschattengewächse mit Tropanalkaloiden

- Schwarzes Bilsenkraut (*Hyoscyamus niger*)
- Stechapfel (*Datura stramonium*): Missbrauch durch Jugendliche als Halluzinogen
- Engelstrompeten (Gattung *Brugmansia*): Missbrauch durch Jugendliche als Halluzinogen (Rauchen der Blätter; Bowle oder Tee aus Blüten)
- Alraune (*Mandragora officinalis*)

Andere Nachtschattengewächse

- Bittersüßer Nachtschatten (*Solanum dulcamara*): enthält **Steroidalkaloide**, z. B. Solanin (schwach giftig)
- Schwarzer Nachtschatten (*Solanum nigrum*): enthält auch Solanin; grüne bis schwarze Beeren

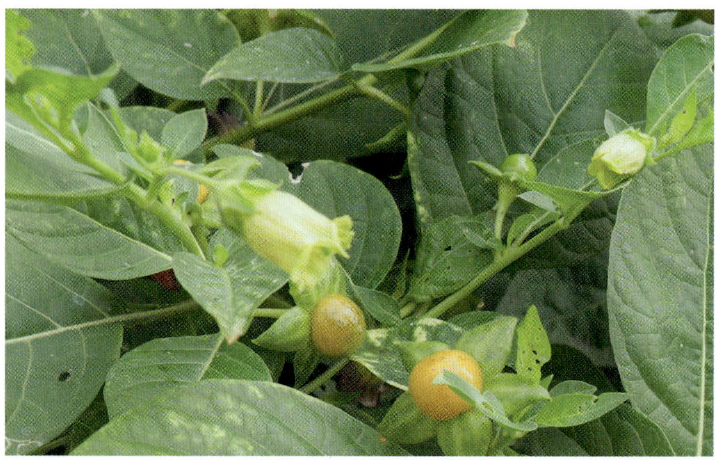

Gelbfrüchtige Tollkirsche (*Atropa belladonna* var. *lutea*)

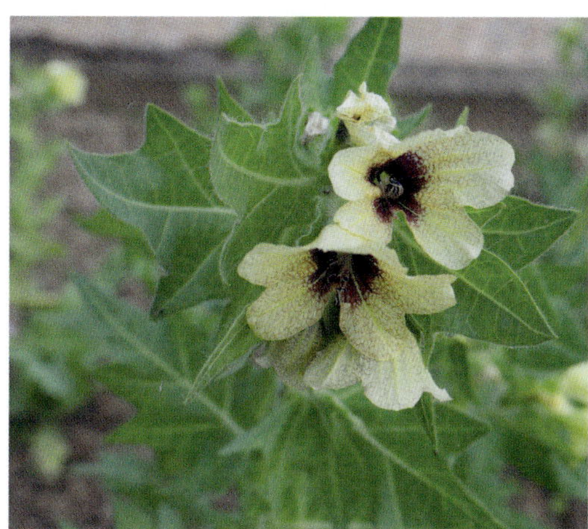

Schwarzes Bilsenkraut

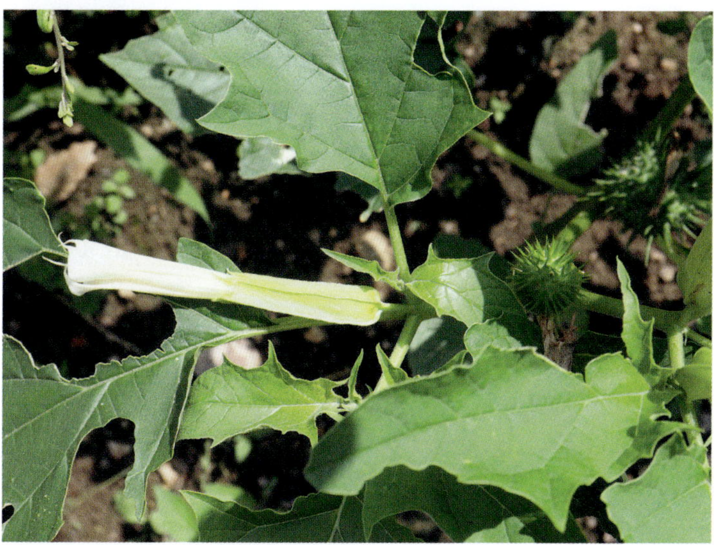

Stechapfel (Blüte)

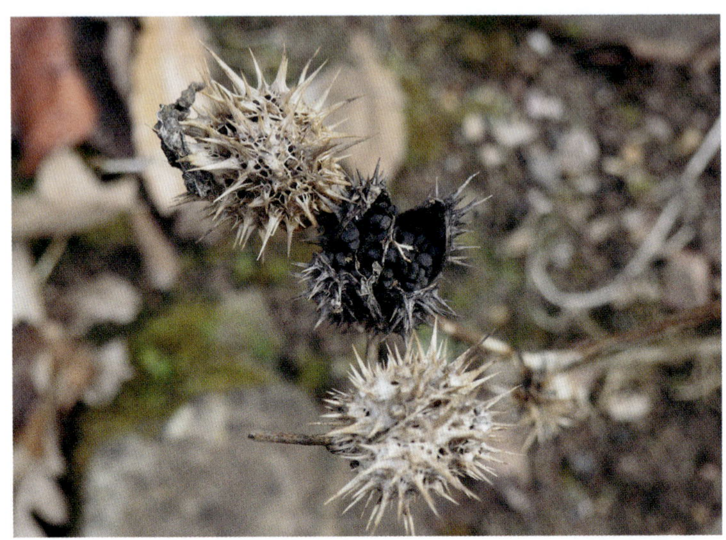

Stechapfel (Früchte und Samen)

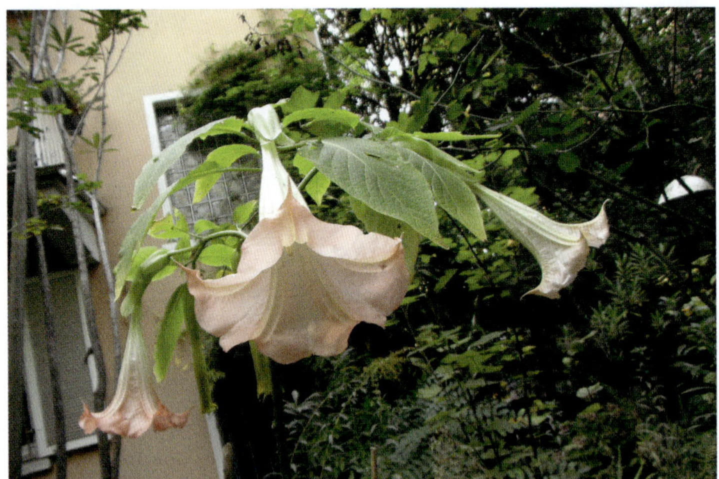

Engelstrompete

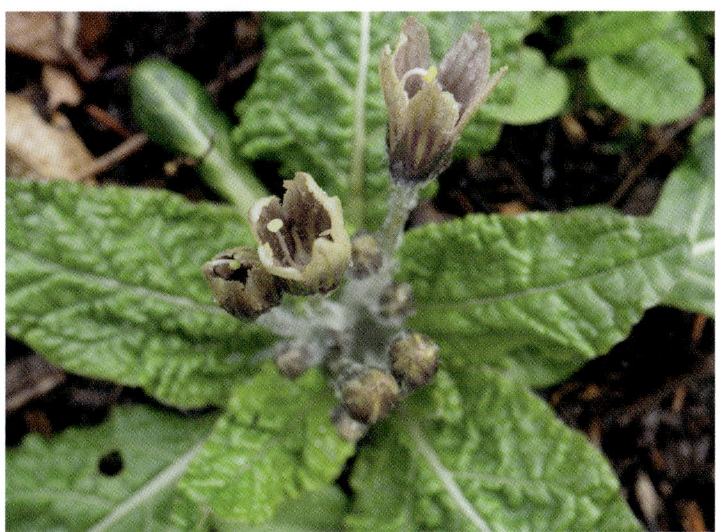

Alraune (Blüte)

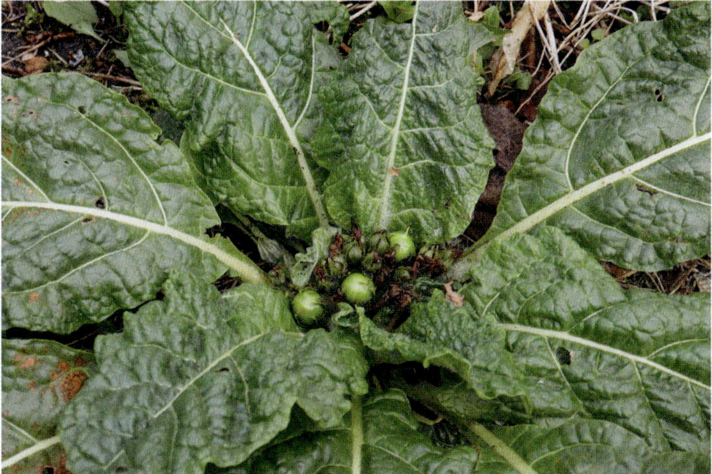

Alraune (Früchte)

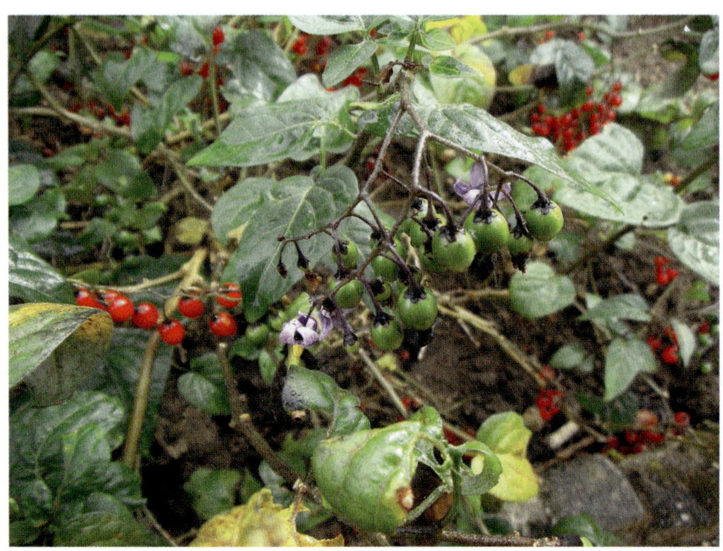

Bittersüßer Nachtschatten

1.4 Zaunrübe (Bryonia)

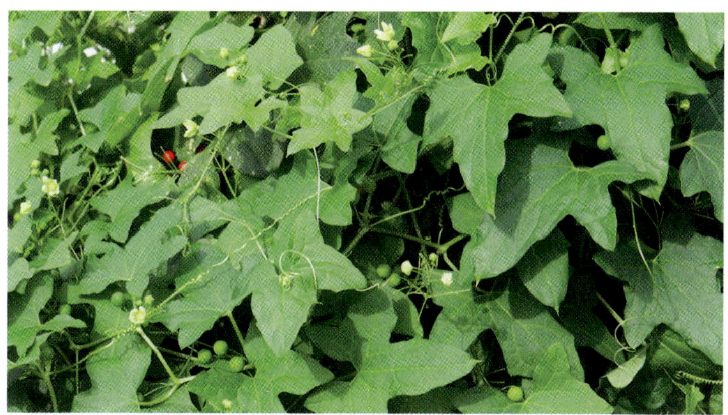

Beschreibung

Familie	Cucurbitaceae (Kürbisgewächse)
Species	*Bryonia cretica* subsp. *dioica*: Rotfrüchtige Zaunrübe *Bryonia alba*: Weiße Zaunrübe
Info	2 bis 4 m lange, rankende Staude; wächst an Zäunen, Mauern und Gebüschen
Blätter	Fünflappig
Blüten	Pflanzen mit nur weiblichen oder mit nur männlichen Blüten; grünlich-gelb
Beeren	Erst grün, dann rot *(B. dioica)*; Reife: ab August
Wurzel	Dicke, sehr große Rübenwurzel mit unangenehmem Geruch (Beschreibung siehe Ph. Eur.)

Arzneibuchverweise/Analytik

Europäisches Arzneibuch (Ph. Eur.)

- **Monografie:** Bryonia für homöopathische Zubereitungen (nur Beschreibung der Wurzel, gestattet neben *B. dioica* auch *B. alba*; chromatografische Gehaltsbestimmung der Cucurbitacine)

Hagers Enzyklopädie der Arzneistoffe und Drogen (2007)

- Pflanzenbeschreibung

Toxische Inhaltsstoffe

- Cucurbitacine (Bryonin, Brydiofin)

Vergiftungsumstände

- Verzehr der Beeren durch Kleinkinder; schmecken scharf und schleimig
- Verwechslung der Wurzel mit Rüben
- Hautkontakt mit dem Saft
- Veterinärmedizin: tödliche Vergiftungen bei Hunden, Schweinen, Rindern, Hühnern und Enten

Vergiftungsmechanismus

- Zytotoxische Wirkung

Vergiftungssymptome

- **Gastroenteritis** mit Übelkeit, rezidivierendem Erbrechen, kolikartigen Bauchschmerzen und blutigen Durchfällen
- Nierenschädigung bis Anurie
- Schwindel, Kollaps, Krämpfe, Lähmungen
- Tod durch zentrale Atemlähmung
- **Hautkontakt:** Rötung, Blasenbildung, Ulzeration

Toxizität/Toxikologische Daten

- **Mäßig giftig** (++); Kategorie 2 (mittleres Vergiftungsrisiko)
- Giftige Teile: Wurzeln, Beeren, Samen
- Kinder: Vergiftungssymptome nach 6–8 Beeren, lebensbedrohliche Menge 15 Beeren
- Erwachsene: lebensbedrohliche Menge 40 Beeren

Therapie/Antidot

Sofortmaßnahmen

- **Nach Verschlucken kein Erbrechen auslösen!**
- Zufuhr gekühlter Getränke (max. 1 Glas stilles Wasser, Tee, Saft)
- Bei Haut- oder Augenkontakt 10 min mit reichlich fließendem Wasser spülen

Primäre Giftelimination

- **Aktivkohle** nur, wenn mehr als 3 Beeren eingenommen wurden
- Anschließend symptomatische Behandlung

Vergleiche

Andere Kürbisgewächse

- Weiße oder Schwarzbeerige Zaunrübe (*Bryonia alba*)
- Kulturformen wie Garten- und Zierkürbisse, Gurken, Melonen, Spitzgurken und Zucchini, die unerwartet **bitter schmecken**, enthalten toxische Cucurbitacine und können eine schwere Gastroenteritis auslösen.

  „Killerzucchini“: Der bittere Geschmack wird von Kindern und älteren Menschen teilweise nicht wahrgenommen.
- Koloquinten (*Citrullus colocynthis*)

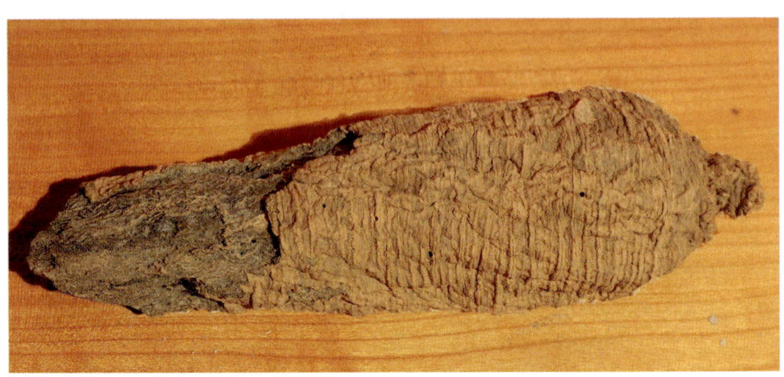

Zaunrübe (Wurzel)

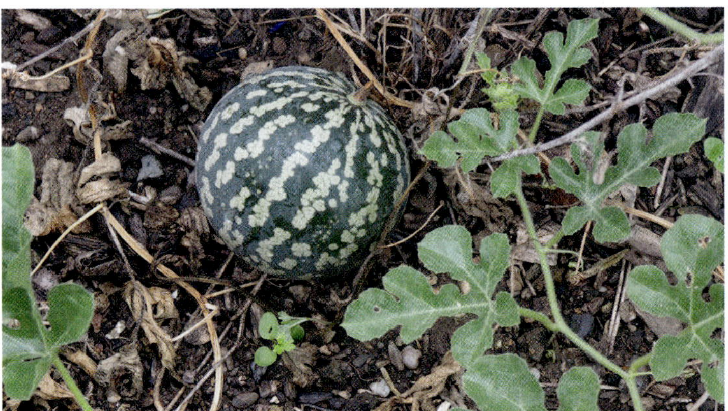

Koloquinte („Bitterkürbis“)

1.5 Wasserschierling (Cicuta virosa)

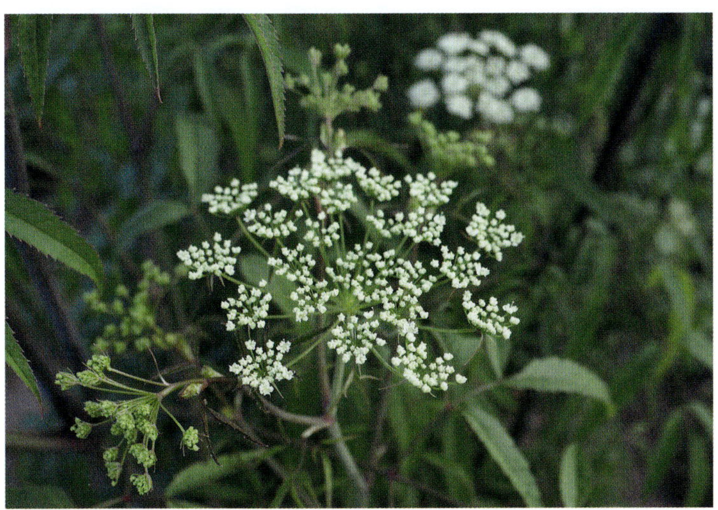

Beschreibung

Familie	Apiaceae (Doldenblütler)
Info	Bis zu 120 cm hohe Staude Wächst an Grabenrändern, Sümpfen und Wiesen
Blätter	Gefiedert mit langen Zipfeln
Blüten	Klein, weiß in Doppeldolden Blütezeit Juli bis September
Beeren	Erst grün, dann rot Reife: ab August
Rhizom	Dick, innen hohl, quergekammert; **sellerieartig riechend** (Beschreibung siehe HAB)

Arzneibuchverweise/Analytik

Homöopathisches Arzneibuch (HAB)

- **Monografie:** Cicuta virosa (nur Beschreibung des Rhizoms; Gehaltsbestimmung Polyine)

Hagers Enzyklopädie der Arzneistoffe und Drogen (2007)

- Pflanzenbeschreibung

Toxische Inhaltsstoffe

- **Polyine:** insbesondere Cicutoxin
- Aethusin, Coniin und Cicutol

Vergiftungsumstände

- Kauen der Stängel und des Rhizoms durch Kinder; würziger Geschmack
- Verwechslung mit Wurzeln anderer Pflanzen, z. B. Engelwurz, Pastinaken, Sellerie (sellerieartiger Geruch), Steckrübe
- Vergiftungen von Weidetieren (Rinder, Pferde)

Vergiftungsmechanismus

- **GABA-Antagonist:** Blockade GABA-gesteuerter Chloridkanäle

Vergiftungssymptome

- 20–30 Minuten (bis 2 Stunden) nach Ingestion: Brennen in Mund und Rachen, Speichelfluss, Übelkeit, Erbrechen; Hautrötung, Zyanose; Mydriasis; Schwindel
- Bradykardie/Tachykardie, Hypotonie/Hypertonie können im Wechsel auftreten
- Verwirrtheit, Halluzinationen, Taumeln (wie betrunken), Somnolenz, Bewusstlosigkeit
- Muskelkrämpfe; **rezidivierend auftretende tonisch-klonische Krampfanfälle (Status epilepticus)**
- Hyperthermie, Rhabdomyolyse mit Nierenversagen
- Tod durch Atemlähmung

Toxizität/Toxikologische Daten

- **Sehr stark giftig** (+++); Kategorie 3 (hohes Vergiftungsrisiko)
- Giftige Teile: alle Pflanzenteile, besonders der Saft des Wurzelstocks (Rhizom)
- LD Erwachsener: 2–3 g des Rhizoms

Therapie/Antidot

Sofortmaßnahmen

- **Sofortige Arztvorstellung (Notarzt!)**
- **Kein Erbrechen auslösen; keine Magenspülung!** (Gefährdung durch Krampfanfälle!)

Primäre Giftelimination

- Aktivkohle

Kein spezifisches Antidot!

Symptomatische Behandlung

- Krämpfe: **Benzodiazepine** (→ GABA-Mimetikum; Lorazepam first line)
- Sauerstoff; ggf. Intubation und Beatmung

Vergleiche

Andere giftige Doldenblütler

- **Gefleckter Schierling** (▸Kap. 1.7): Alkaloid Coniin (Ganglienblocker)
- Gartenschierling, **Hundspetersilie** (*Aethusa cynapium*): Vergiftungen aus der neueren Literatur nicht bekannt; früher dokumentierte schwere Vergiftungen könnten Verwechslungen mit *Conium maculatum* sein oder auf Verzehr mit dem Rostpilz *Puccina aethusae* befallener Hundspetersilie beruhen

1

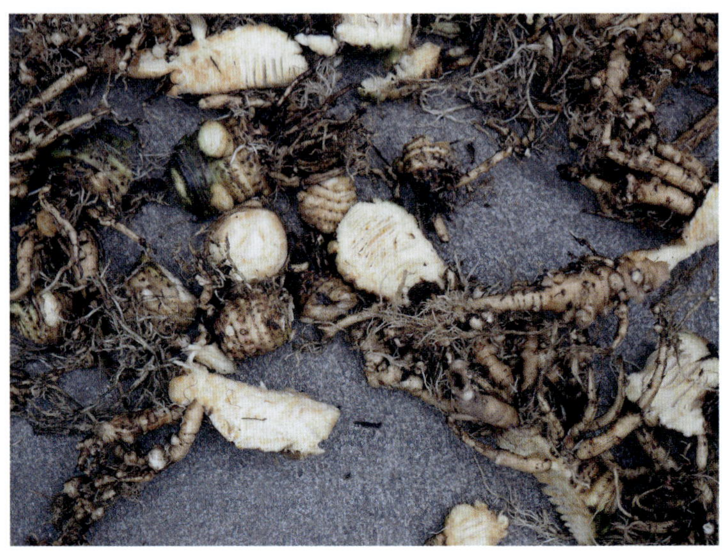

Wasserschierling (Rhizom)

1.6 Herbstzeitlose (Colchicum autumnale)

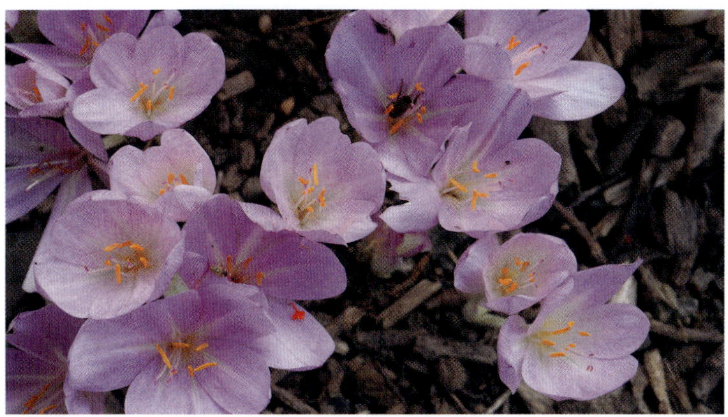

Beschreibung

Familie	Colchicaceae (Zeitlosengewächse)
Info	Staude mit Wurzelknolle Wächst auf feuchten Wiesen, in Gärten
Blätter	Parallelnervig; zusammen mit den Früchten im **Frühjahr** erscheinend
Blüten	Krokusähnlich (**6 Staubblätter**); rosa bis violett Blütezeit: August bis **Herbst**; dann keine Blätter
Früchte	Kapselfrucht; dreifächrig und vielsamig
Knollen	Riechen unangenehm und rettichartig (Beschreibung siehe HAB)

Arzneibuchverweise/Analytik

Europäisches Arzneibuch (Ph. Eur.)

- **Monografie:** Colchicinum

Homöopathisches Arzneibuch (HAB)

- **Monografie:** Colchicum autumnale (nur Beschreibung der Knolle; Gehaltsbestimmung Colchicin)

Hagers Enzyklopädie der Arzneistoffe und Drogen (2007)

- Pflanzenbeschreibung

Deutscher Arzneimittel-Codex (DAC)

- **Monografie:** Herbstzeitlosensamen (DAC 97)

Toxische Inhaltsstoffe

Tropolonalkaloide

- **Colchicin:** in den Blüten 0,8–1,4 %, in den reifen Samen 0,3–0,8 %, in den Blättern 0,1–0,2 %, in den Knollen 0,1–0,4 %

Vergiftungsumstände

- Verwechslungen der Blätter im Frühjahr mit **Bärlauch** (lauchartiger Geruch und Geschmack)
- Kinder spielen mit den Blüten (Verwechslung mit Herbstkrokus) und Fruchtkapseln (Samen klappern); Verzehr der Samen
- Überdosierung von **colchicinhaltigen FAM** bei der Therapie des Gichtanfalls; Interaktion (CYP 3A4) mit Grapefruit, Cimetidin, Ketoconazol und Erythromycin führt zu toxischen Konzentrationen; **Vorsicht bei Nierenfunktionsstörungen!**
- Vergiftungen von Tieren durch Heu, welches Herbstzeitlosenblätter oder -samenkapseln enthält

Vergiftungsmechanismus

- **Mitosegift:** zytotoxische Wirkung durch Hemmung der Mitose in der Metaphase, insbesondere auf die neutrophilen Granulozyten (therapeutischer Einsatz beim Gichtanfall)

Vergiftungssymptome

Phasenhafter Verlauf

1. **Symptomlose Phase (bis 12 Stunden)**
2. **Gastrointestinale Phase (nach 1–6 [–12] Stunden):**
   - Brennen und Kratzen in Mund und Rachen, Durst
   - Fieber
   - Übelkeit, unstillbares Erbrechen
   - Kolikartige Bauchschmerzen, blutige Durchfälle (nach 12–24 Stunden)
3. **Systemische Giftwirkung (24–72 Stunden):**
   - Somnolenz, Verwirrtheit, zerebrale Krampfanfälle
   - Sepsis, Multiorganversagen
   - Tod nach 2–8 Tagen
4. **Bei Überleben:**
   - Störung der Blutbildung
   - Haarausfall nach 1 Woche
   - Polyneuropathie

Toxizität/Toxikologische Daten

- **Sehr stark giftig** (+++); Kategorie 3 (hohes Vergiftungsrisiko)
- Giftige Teile: alle Pflanzenteile, vor allem Blätter, Samen und Knolle
- LD Erwachsener: 5 g Samen bzw. 50 bis 60 Blätter (10–40 mg Colchicin);
  Kinder 1–1,5 g Samen (1 g entspricht ca. 200 Samen; 5 mg Colchicin)

Therapie/Antidot

Primäre Giftelimination

- Aktivkohle: wiederholt zur Unterbrechung des **enterohepatischen Kreislaufs**

Kein spezifisches Antidot!

- Experimentell: ColchiFab® (Antikörper); kein Handelspräparat

1

Symptomatische Behandlung

Unter intensivmedizinischen Bedingungen:

- Behandlung des Multiorganversagens
- Behandlung der Sepsis
- Behandlung der Panzytopenie mit **Filgrastim** (G-CSF)

Vergleiche

Andere Zeitlosengewächse

- **Frühlings-Lichtblume** (*Colchicum bulbocodium*), blüht im Frühjahr (Alpenregion), ebenfalls colchicinhaltig
- **Ruhmeskrone** (*Gloriosa superba*), Zierpflanze; ähnlich hoher Colchicin-Gehalt wie Herbstzeitlose

Andere Pflanzenarten

- **Herbstkrokus; Safrankrokus** (*Crocus sativus*)
  Unterschied: Beide haben nur **3 Staubblätter**
- **Bärlauch** (*Allium ursinum*):
  Achtung: Verwechslungen möglich! Gefleckter Aronstab (▸ Kap. 1.2) und Maiglöckchen (▸ Kap. 1.9, Roter Fingerhut u. a. herzglycosidhaltige Pflanzen)

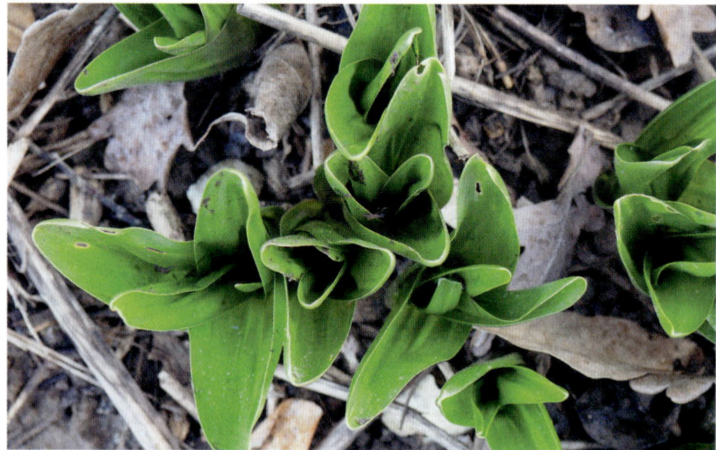

Herbstzeitlose (Blätter im Frühjahr)

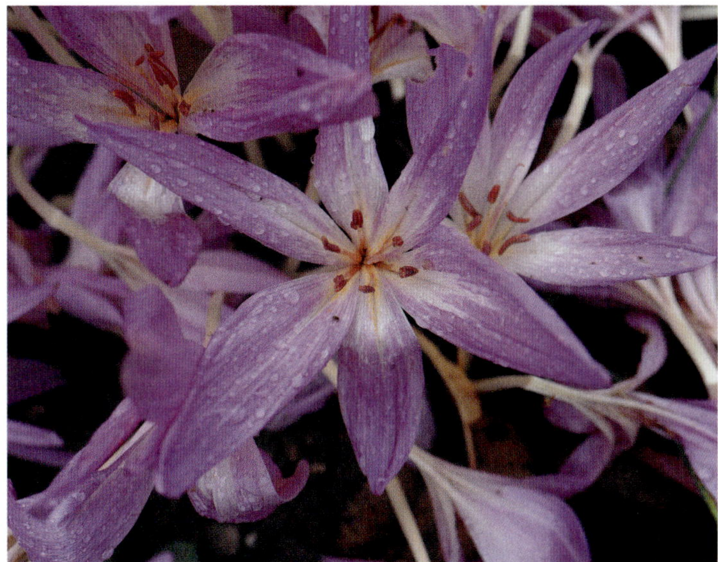

Herbstzeitlose (Blüten im Herbst)

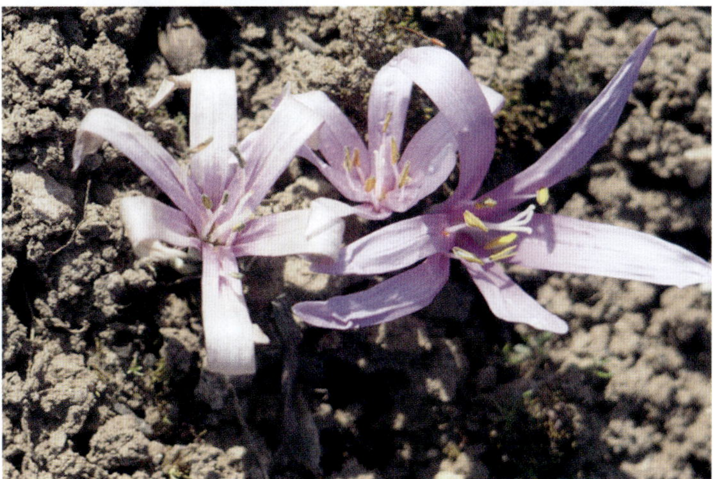

Frühlings-Lichtblume

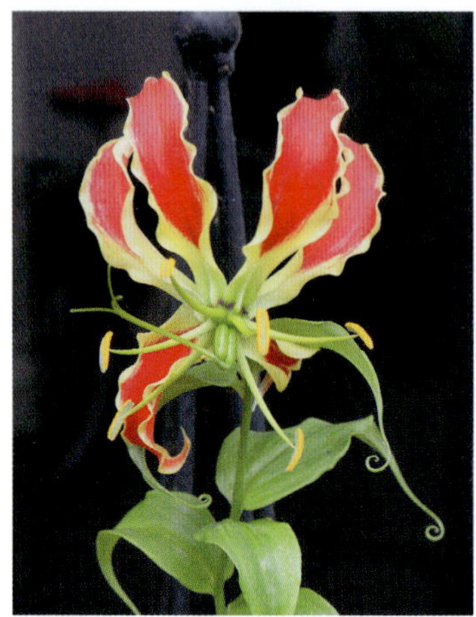

Ruhmeskrone (Blüte)

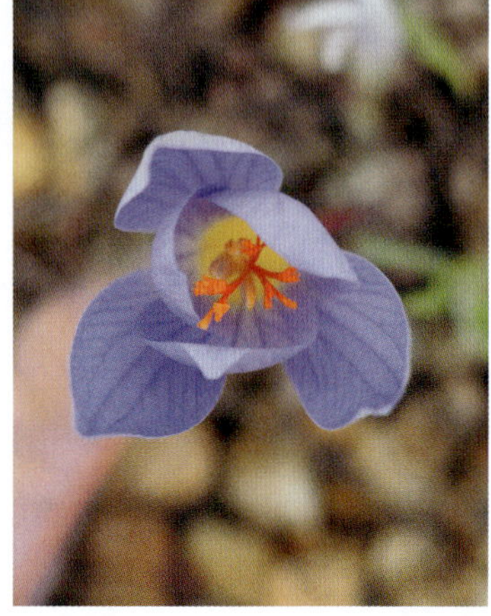

Herbstkrokus

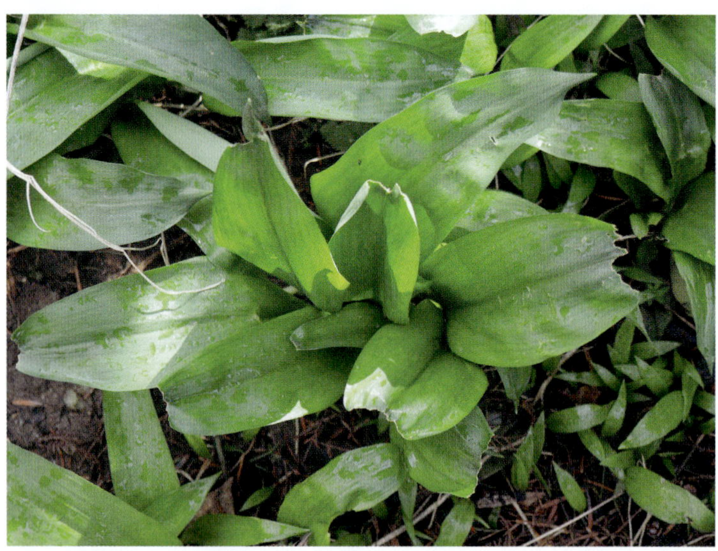

Bärlauch

1.7 Gefleckter Schierling (Conium maculatum)

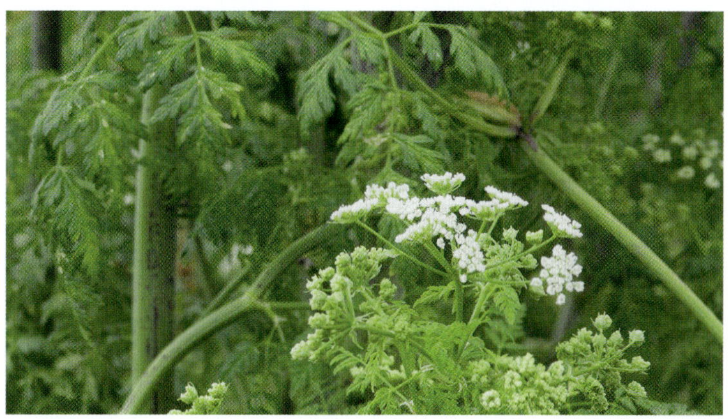

Beschreibung

Familie	Apiaceae (Doldenblütler)
Info	Ein- bis zweijähriges, bis zu 2,50 m hohes Kraut mit Geruch nach Mäuse-Urin Wächst in Gärten, auf Äckern und an Wegrändern
Stängel	Fein gerillt, teilweise rötlich gefleckt („Fleckenschierling")
Blätter	Dunkelgrün bis graugrün; zwei- bis vierfach gefiedert
Blüten	Weißlich in Doppeldolden angeordnet
Früchte	Grün

Arzneibuchverweise/Analytik

Homöopathisches Arzneibuch (HAB)

- **Monografie:** Conium maculatum (Pflanzenbeschreibung; Gehaltsbestimmung Coniin)

Toxische Inhaltsstoffe

Piperidinalkaloide

- **Coniin** (Hauptalkaloid): in den Blättern 0,1–0,5 %, höchster Gehalt während der Blütezeit, in den Blüten 0,25 %, in den Stängeln 0,06 %, in den Wurzeln 0,05 %, in den unreifen Früchten 0,2–3,0 %

Vergiftungsumstände

- Verwechslung der Wurzeln mit Meerrettich, Petersilie, wilder Möhre und wildem Sellerie, der Samen mit Anis und Fenchel (Unterscheidung: Conium riecht nach Mäuse-Urin)
- Lebensgefährliche Vergiftungen bei Erwachsenen und Kindern
- Hautreizung bei Berührung
- Vergiftungen von Weidetieren (mit tödlichen Folgen)

Vergiftungsmechanismus

- **Ganglienblocker:** kleine Dosen wirken ganglienstimulierend, größere Dosen wirken hemmend

Vergiftungssymptome

Aufsteigende Lähmungen („Schierlingsbecher")

- 15 Minuten bis 2 Stunden nach Ingestion: Brennen in Mund und Rachen; Salivation; Übelkeit und Erbrechen, Mydriasis, Tachykardie, Schwindel
- Muskelschwäche und -krämpfe, Parästhesie, **aufsteigende Parese** bei ungetrübtem Bewusstsein beginnend an den Beinen über den Rumpf, die Arme und Gesichtsmuskulatur fortschreitend, schließlich auch Sprech- und Schluckbeschwerden; Doppeltsehen
- Krampfanfälle; Tod durch Atemlähmung nach 1–6 Stunden
- **Hautkontakt:** Rötungen und Blasenbildung (Fototoxizität?); systemische Vergiftung möglich

Toxizität/Toxikologische Daten

- **Sehr stark giftig** (+++); Kategorie 3 (hohes Vergiftungsrisiko)
- Giftige Teile: alle Pflanzenteile
- LD Erwachsener: 0,5–1,0 g (10 mg/kg KG) Coniin; entspricht etwa 50 g Früchte

Therapie/Antidot

Sofortmaßnahmen

- **Kein Erbrechen auslösen; keine Magenspülung!** (Gefährdung durch Krampfanfälle!)

Primäre Giftelimination

- Aktivkohle

Kein spezifisches Antidot!

Symptomatische Behandlung

- Krämpfe: Benzodiazepine (Lorazepam first line)
- Sauerstoff; ggf. Intubation und Beatmung

Vergleiche

Andere Doldenblütler

- **Wasserschierling** (▸ Kap. 1.5): Polyine: Cicutoxin (GABA-Antagonist; Krampfgift)
- **Bärenklauarten** (Verwechslungen), Riesenbärenklau (▸ Kap. 1.10): Kontaktdermatitis

Andere Ganglienblocker

- Nicotin; ▸ Kap. 5.10, Nicotin (Zigaretten)
- Goldregen; ▸ Kap. 1.11, Gemeiner Goldregen (*Laburnum anagyroides*; *Cytisus laburnum*)

1

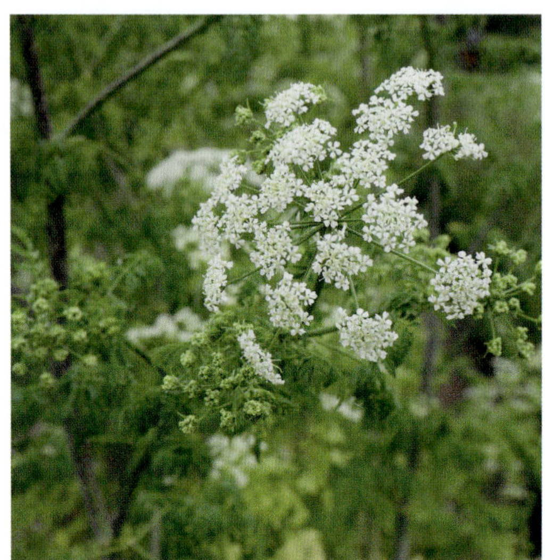

Gefleckter Schierling (Dolde)

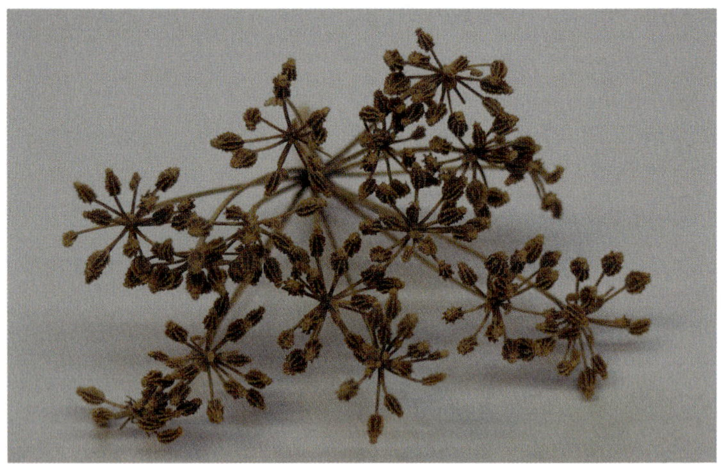

Gefleckter Schierling (Fruchtstand, getrocknet)

1.8 Gewöhnlicher Besenginster (Cytisus scoparius)

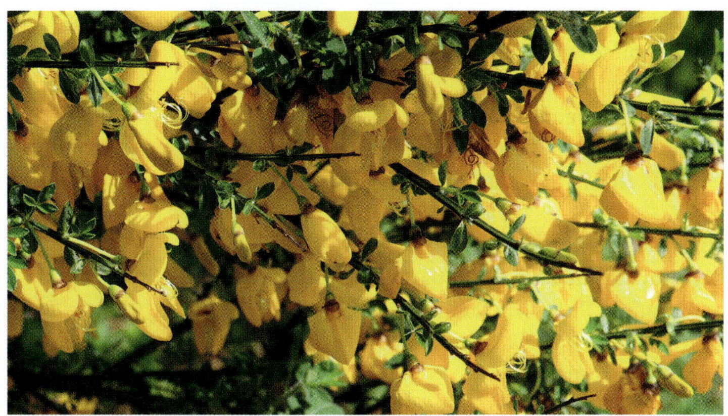

Beschreibung

Familie	Fabaceae (Hülsenfrüchtler)
Info	2 m hoher Strauch Wächst auf Heiden und in Anlagen (Pflanzenbeschreibung siehe HAB)
Zweige	Immergrün, dünn, starr und spärlich behaart
Blätter	Klein, dreiteilig
Blüten	Goldgelbe Schmetterlingsblüten Blütezeit: Mai bis Juni
Früchte	Flache, seidenhaarige Fruchthülsen mit braunen Samen (werden beim Trocknen schwarz) Fruchtreife: Juli bis Oktober

Arzneibuchverweise/Analytik

Homöopathisches Arzneibuch (HAB)

- **Monografie:** Cytisus scoparius (Pflanzenbeschreibung; Gehaltsbestimmung Spartein)

Deutscher Arzneimittel-Codex (DAC)

- **Monografie:** Besenginsterkraut (Sarothamni scoparii herba; DAC 2011: Mikroskopie)

Toxische Inhaltsstoffe

- **Chinolizidinalkaloide: Spartein** (Hauptalkaloid)
- **Tyramin:** Phenylethylaminderivat; in den Blüten

Vergiftungsumstände

- Verzehr der Blüten und Fruchthülsen durch Kinder
- Überdosierungen von Arzneidrogen:
  - Arzneiliche Verwendung als Teedroge: Besenginsterkraut (DAC)
  - Früher: Sparteinhaltige Arzneimittel als Antiarrhythmikum und zur Tokolyse (obsolet)
- Vergiftungen von Weidetieren (Schafe)

Vergiftungsmechanismus

- Angriff an den nicotinergen Acetylcholinrezeptoren:
  - **Nicotinartig** an den Ganglien von Sympathikus und Parasympathikus; Ganglienblockade analog der Nicotinvergiftung; ▸ Kap. 5.10, Nicotin (Zigaretten)
  - **Curareartig** an der quergestreiften Muskulatur; Antagonist an der motorischen Endplatte
- Antiarrhythmische Wirkung am Herzen:
  - **Chinidinartige** Wirkung → **Spartein**: Natriumkanalblocker
- Indirektes Sympathomimetikum:
  - **Tyramin:** Freisetzung von Noradrenalin

Vergiftungssymptome

- Beginn nach etwa 30 Minuten
- Salivation, Übelkeit, Erbrechen, Durchfall
- Gerötete, feuchte Haut
- **Akkomodationsstörung, Doppelbilder**
- Tachykardie, **Herzrhythmusstörungen**
- Muskelschwäche, in schweren Fällen schlaffe Lähmungen, Tod durch Atemlähmung

Toxizität/Toxikologische Daten

- **Gering giftig** (+)
- Giftige Teile: alle Pflanzenteile
- Gefährdung ab Verzehr von 5 Samen (Kleinkinder)
- Alkaloidgehalt der Samen: 0,5–0,6 %; Gesamtalkaloide des getrockneten Krauts: mind. 0,7 % (DAC)
- Mengen ab 40 mg Spartein gelten als toxisch
- Genetisch bedingte Unterschiede im Metabolismus; **Polymorphismus**: durch Fehlen von CYP2D6 ist der Sparteinabbau gehemmt

Therapie/Antidot

Sofortmaßnahmen

- **Kein Erbrechen auslösen; keine Magenspülung!** (Gefährdung durch Herzrhythmusstörungen!)

Primäre Giftelimination

- Aktivkohle

Kein spezifisches Antidot!

- Bei schweren Herzrhythmusstörungen **Heilversuch mit Diazepam** in sehr hoher Dosierung: unter Intubationsschutz (analog Vergiftungen mit Chinidin und Chloroquin)

Symptomatische Behandlung

- Sauerstoff; ggf. Intubation und Beatmung

Vergleiche

Andere Hülsenfrüchtler

- **Weiße Lupine** (*Lupinus albus*): enthält Chinolizidinalkaloide Lupanin und Spartein
- **Gemeiner Goldregen** (*Laburnum anagyroides*; ▸Kap. 1.11): enthält Cytisin

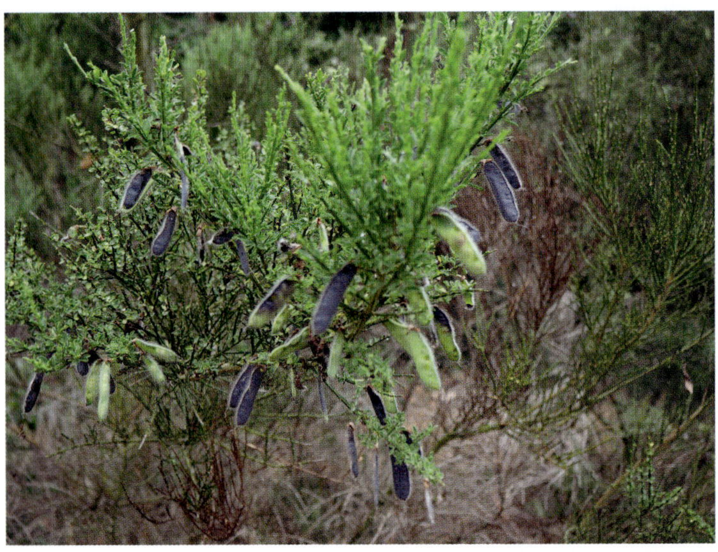

Gewöhnlicher Besenginster (Früchte)

1.9 Roter Fingerhut (Digitalis purpurea) und andere herzglycosidhaltige Pflanzen

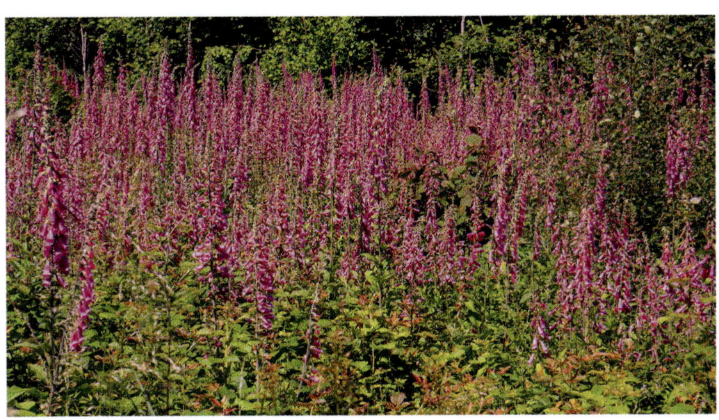

1

Beschreibung

Familie	Plantaginaceae (Wegerichgewächse)
Info	Zweijährige Pflanze Wächst in Wäldern; in Gärten als Zierpflanze
Stängel	Im zweiten Jahr mit Blüten
Blätter	Im ersten Jahr große runzlige Blätter in Rosetten
Blüten	Hell- bis dunkelviolett Blütezeit: Juni bis August
Früchte	Kapseln mit braunen Samen

Arzneibuchverweise/Analytik

Europäisches Arzneibuch (Ph. Eur.)

- **Monografien:** Digitalis für homöopathische Zubereitungen (Pflanzenbeschreibung, Gehaltsbestimmung) | Digitalis-purpurea-Blätter (Mikroskopie) | Digitoxin | Digoxin | β-Acetyldigoxin | Adonis vernalis für homöopathische Zubereitungen

Deutsches Arzneibuch (DAB)

- **Monografien:** Meerzwiebel (DAB 2012) | Adoniskraut | Eingestelltes Adonispulver (DAB 2012) | Maiglöckchenkraut (DAB 2012) | Eingestelltes Maiglöckchenpulver (DAB 2012) | Digitalis lanata Blätter | Eingestelltes Digitalis lanata Pulver (DAB 1997)

Homöopathisches Arzneibuch (HAB)

- **Monografien:** Apocynum cannabinum (Pflanzenbeschreibung) | Strophantus gratus (Beschreibung der Samen; Gehaltsbestimmung Quabain) | Nerium oleander (Beschreibung der Blätter) | Urginea maritima (Beschreibung der Zwiebel; Gehaltsbestimmung) | Convallaria majalis (Pflanzenbeschreibung; Gehaltsbestimmung) |

Toxische Inhaltsstoffe

Herzglycoside (Cardenolide)

- Digitoxin
- Digitalispräparate: β-Acetyldigoxin, Digoxin, Digitoxin, Metildigoxin

Vergiftungsumstände

- Digitalisblätter im Salat (bitterer Geschmack); Verwechslungen mit Borretsch und Melisse
- Überdosierung von Digitalispräparaten (z. B. Novodigal®); akzidentelle Vergiftungen bei Kindern (Digitalispräparate im Haushalt)

Vergiftungsmechanismus

Herzwirkungen

Blockade der Na^+/K^+-ATPase der Herzmuskelzellen:

- **Positiv inotrop:** Steigerung der Kontraktionskraft; therapeutisch genutzt
- **Negativ chronotrop:** Senkung der Schlagfrequenz → Bradykardie
- **Negativ dromotrop:** Hemmung der Erregungsleitung → AV-Block I.–III. Grades
- **Positiv bathmotrop:** Senkung der Reizschwelle → ventrikuläre Extrasystolen; Kammertachykardie; Kammerflimmern

Vergiftungssymptome

Herzglycosidvergiftung

- Übelkeit, Erbrechen
- Benommenheit, Verwirrtheit, Halluzinationen, Delir
- **Farbsehstörung, insb. im Bereich gelb/grün**
- **Herzrhythmusstörungen** (s. oben)

Toxizität/Toxikologische Daten

- **Pflanzen: mäßig giftig** (++); Kategorie 2 (mittleres Vergiftungsrisiko) Giftige Teile: Blätter 0,2–0,6 % Herzglycoside, Blüten, Stängel (bitter), Samen
- **Digitoxin:** enterohepatischer Kreislauf; hohe PEB → Kumulationsgefahr wegen langer Halbwertszeit
- **Digoxin:** renale Elimination → Kumulationsgefahr bei Nierenfunktionsstörung
- FSD (Herstellung nach HAB): Adonis vernalis D4 | Apocynum cannabinum D6 | Convallaria majalis D5 | Digitalis purpurea D5 | Nerium oleander D8 | Strophantus gratus D6 | Urginea maritima D6

Therapie/Antidot

Sofortmaßnahmen

- **Kein Erbrechen auslösen; keine Magenspülung!** (Gefährdung durch Herzrhythmusstörungen!)

Primäre Giftelimination

- Aktivkohle, auch wiederholt zur **Unterbrechung des enterohepatischen Kreislaufs**

Antidot

- **Digitalis-Antitoxin** (z. B. DigiFab®; Importarzneimittel)

Vergleiche

Andere Pflanzen mit Herzglycosiden

- **Andere Fingerhüte:**
  - Wolliger Fingerhut (*Digitalis lanata*)
  - Gelber Fingerhut (*Digitalis lutea*)
- **Maiglöckchen** (*Convallaria majalis*, Convallatoxin):
  - Verwechslungen von Maiglöckchenblättern mit Bärlauchblättern (schwere Vergiftungen möglich)
  - Verzehr der roten Beeren durch Kinder (leichte Vergiftungserscheinungen)
- Oleander (*Nerium oleander*)
- Adonisröschen (*Adonis vernalis*)
- Hanfartiger Hundswürger (*Apocynum cannabinum*)

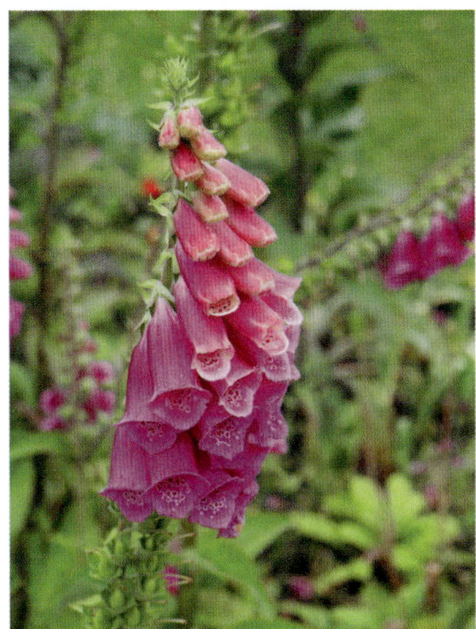

Roter Fingerhut (Blütenstand)

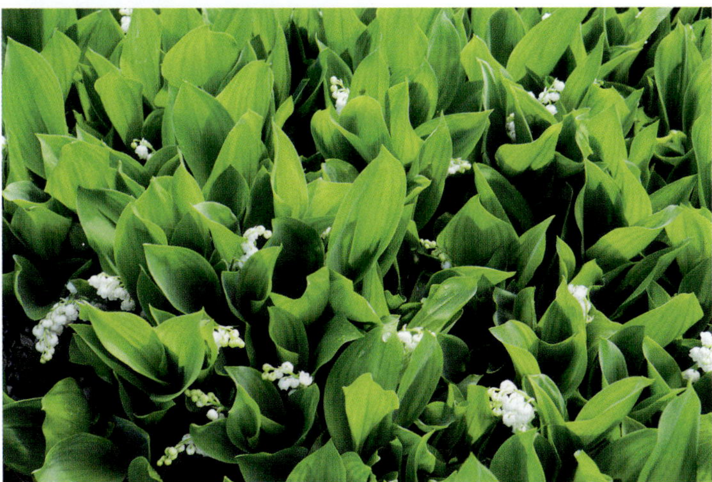

Maiglöckchen mit Blüten

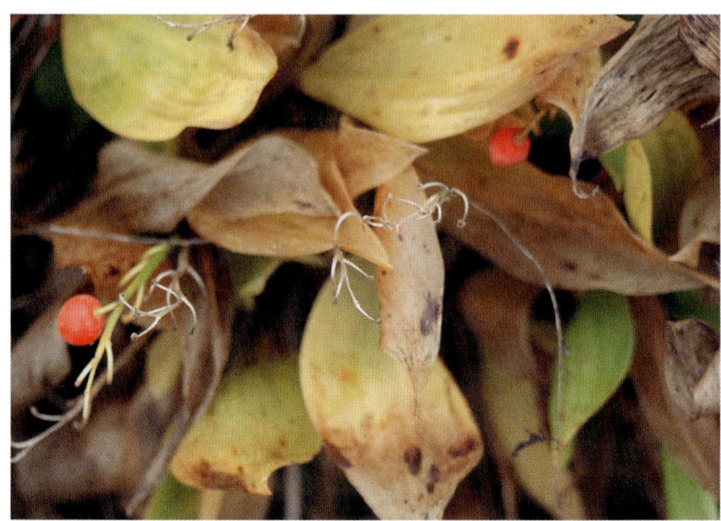

Maiglöckchen mit Früchten

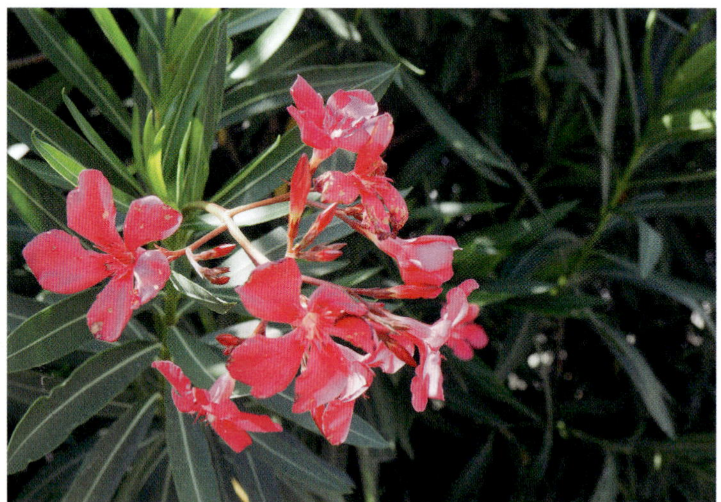

Oleander

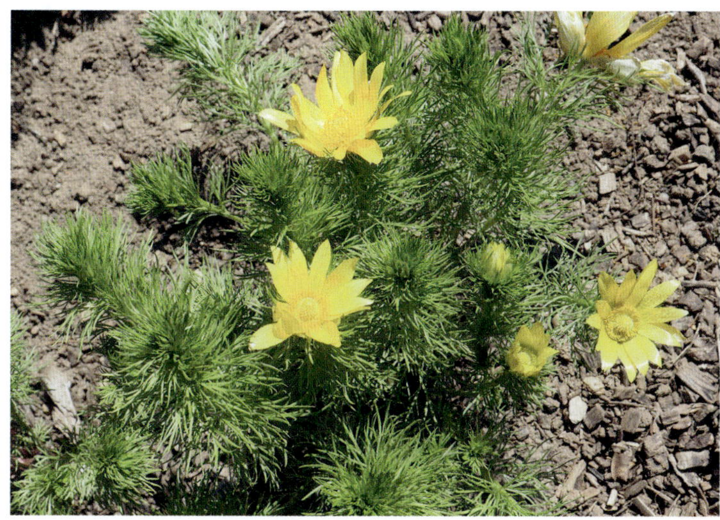

Adonisröschen

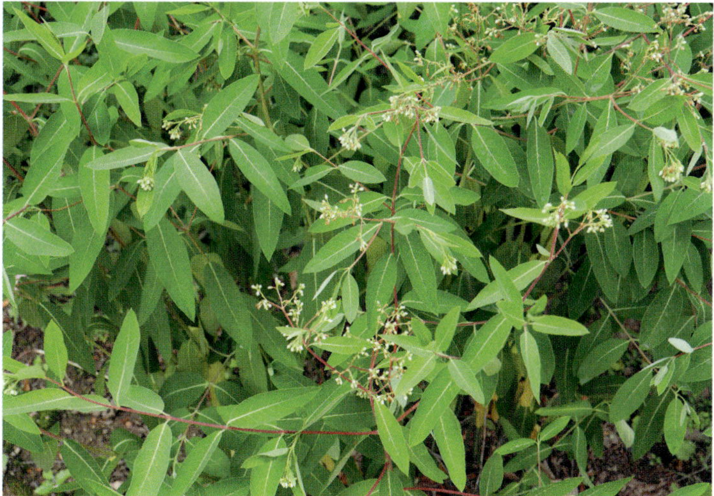

Hanfartiger Hundswürger

1.10 Riesenbärenklau (Heracleum mantegazzianum)

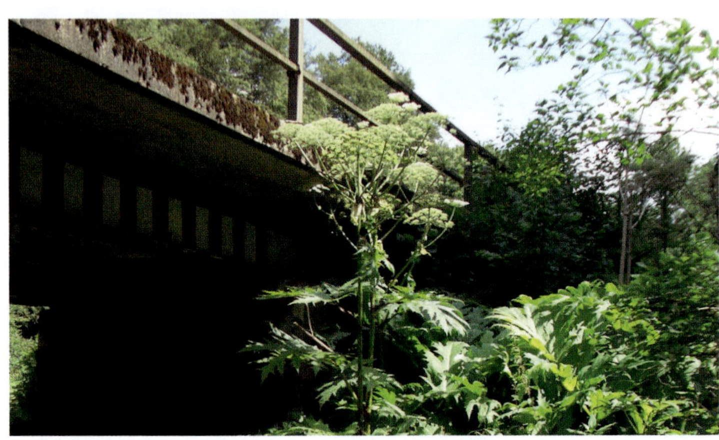

Beschreibung

Familie	Apiaceae (Doldenblütler)
Info	3 bis 4 m hohe Pflanze, zwei- oder mehrjährig Wächst an Flussufern, in Anlagen und Gärten
Stängel	Mit auffallenden purpurfarbenen Flecken; Durchmesser bis zu 10 cm
Blätter	Dreizählig oder in unterschiedlichem Grade gefiedert
Blüten	Dolden 50- bis 150-strahlig; Durchmesser bis zu 50 cm; Blütenblätter 12 cm, weiß oder leicht rosa Blütezeit: Juli bis September
Früchte	Bis zu 11 mm lang und bis zu 10 mm breit; kahl bis behaart; Ölgänge stark angeschwollen

Arzneibuchverweise/Analytik

Hagers Enzyklopädie der Arzneistoffe und Drogen (2007)

- Pflanzenbeschreibung

Toxische Inhaltsstoffe

- **Furocumarine:** z. B. Bergapten

Vergiftungsumstände

- Kinder benutzen die Stängel als Blasrohre oder spielen mit Stöcken
- Berührung bei der Gartenarbeit; Rodung ohne Schutz der Haut

Vergiftungsmechanismus

Photodermatitis

- „**Wiesengräserdermatitis**“ (Dermatitis pratensis)
- Phototoxische Reaktion durch Kontamination der Haut mit Pflanzensaft und anschließender Sonnenexposition

Vergiftungssymptome

- Brennendes, juckendes Ekzem; ödematöse Schwellung
- Nach 10–48 Stunden begrenzte Dermatitis mit Juckreiz, Schmerzen, Rötung und Blasenbildung, ähnlich einer Verbrennung 1. und 2. Grades; Maximum nach 3 Tagen
- Fieber, Schweißausbruch; Kreislaufschock möglich
- Nach 2–4 Wochen Abheilung unter narbigen Hyperpigmentierungen, die bis zu einem Jahr sichtbar bleiben

Toxizität/Toxikologische Daten

- Abhängig von der UV-Exposition

Therapie/Antidot

- Exponierte Haut gründlich mit Wasser spülen und anschließend vor Sonneneinstrahlung schützen
- **H_1-Antihistaminika** gegen Juckreiz
- Lokalbehandlung in Abhängigkeit vom Schweregrad (wie Verbrennungen)

Vergleiche

Andere Pflanzen, die eine Photodermatitis auslösen können

Andere Doldenblütler:

- Engelwurz (*Angelica archangelica*)
- Liebstöckel (*Levisticum officinale*)
- Sellerie (*Apium graveolens*): Selleriedermatitis durch pilzinfizierte Selleriepflanzen

Rautengewächse (Rutaceae):

- Gartenraute (*Ruta graveolens*)

Weiteres

- Bergamotteöl: „Berloque Dermatitis" (Photodermatitis pigmentaria); heute Verwendung furocumarinfreier Öle
- PUVA-Therapie (als Nebenwirkung) (PUVA-Therapie: Psoralen mit UV-A-Licht)

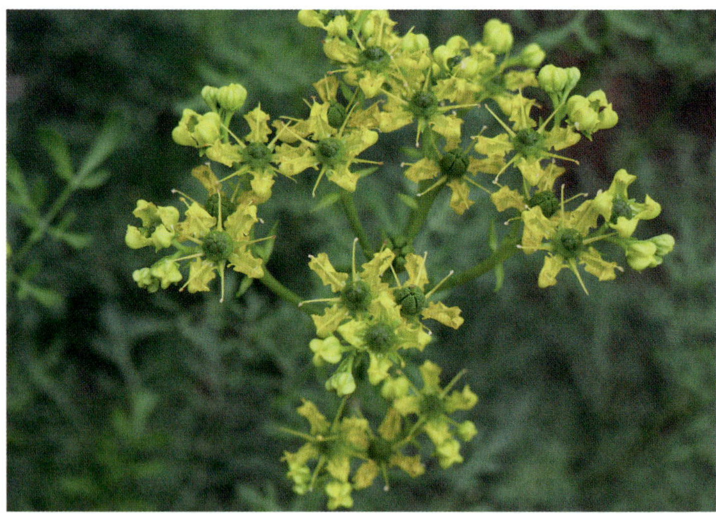

Gartenraute

1.11 Gemeiner Goldregen (Laburnum anagyroides; Cytisus laburnum)

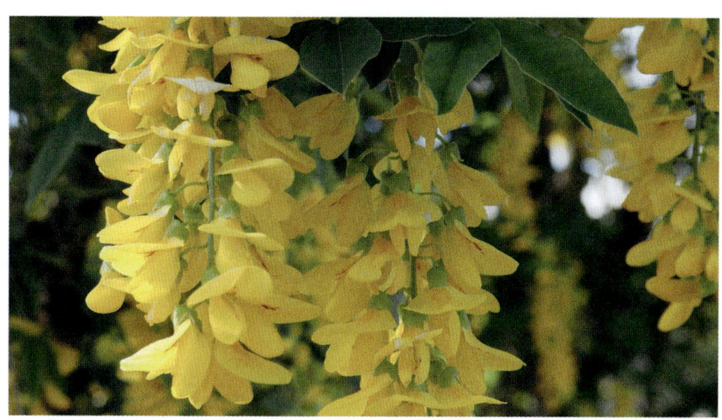

Beschreibung

Familie	Fabaceae (Hülsenfrüchtler)
Info	Bis 5 m hoher Strauch
Blätter	Bestehend aus 3 langgestielten Teilblättchen
Blüten	Goldgelbe Schmetterlingsblüten in hängenden Trauben, bestehend aus 10 bis 30 Blüten Blütezeit: Juni bis Juli
Früchte	Seidenhaarige Hülsen mit braunen Samen

Arzneibuchverweise/Analytik

Homöopathisches Arzneibuch (HAB)

- **Monografie:** Laburnum anagyroides (Pflanzenbeschreibung)

Toxische Inhaltsstoffe

- **Chinolizidinalkaloide:** Cytisin

Vergiftungsumstände

- Verzehr der Früchte, Samen oder Blüten durch Kinder
- Trinken cytisinhaltiger Milch von Ziegen, die Goldregen gefressen haben (leichte Vergiftungssymptome)
- Missbrauch als Nicotinersatz (Rauchmischungen)
- Vergiftungen von Tieren; Pferde sind besonders empfindlich

Vergiftungsmechanismus

Angriff an den nicotinergen Acetylcholinrezeptoren

- Partieller Agonist (**nicotinähnlich**): zunächst erregende Wirkung auf Ganglien, dann hemmend → Nutzung zur **Raucherentwöhnung** in Osteuropa und Österreich (Handelspräparate: Tabex®; Asmoken® (ABDA DB))

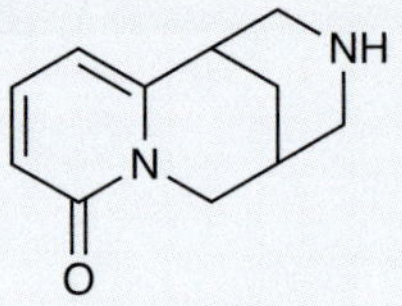

Cytisin 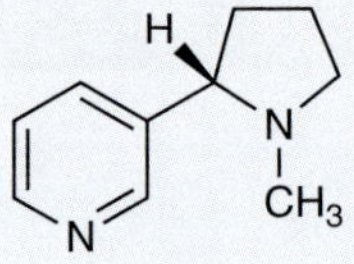 Nicotin

- **Curareähnlich** in hohen Dosen: Lähmung der Skelettmuskulatur

Weitere Mechanismen

- Sympathomimetisch durch Förderung der Adrenalinfreisetzung
- In niedriger Dosierung Anregung der Atmung

Vergiftungssymptome

- Nach 15 bis 60 Minuten Übelkeit, Schwindel, Speichelfluss, Schweißausbrüche
- Schmerzen in Mund, Rachen und Magen

- Heftiges, langanhaltendes, ggf. blutiges Erbrechen; kolikartige Schmerzen, blutige Durchfälle
- Agitiertheit, Halluzinationen; Myoklonie, klonisch-tonische Krämpfe, später Lähmungen
- Initial Tachykardie und Blutdrucksteigerung
- Hämaturie, Nierenversagen möglich
- Tod durch Atemlähmung und Kreislaufversagen

Toxizität/Toxikologische Daten

- **Mäßig giftig** (++); Kategorie 2 (mittleres Vergiftungsrisiko)
- Giftige Teile: alle Pflanzenteile (Cytisin in Samen 1,3–3 %, Blätter 0,4 %, Blüten 0,9 %)
- **Letale Dosis für Kleinkinder:** 3–4 Früchte mit 15–20 Samen

Therapie/Antidot

Primäre Giftelimination

- Aktivkohle nach mehr als 3 Samen
- Nach Aufnahme größerer Mengen endoskopische Magenentleerung unter Intubationsschutz, danach wiederholt Aktivkohle

Kein spezifisches Antidot!

Symptomatische Behandlung

- Krämpfe: Benzodiazepine (Lorazepam first line); in Ausnahmefällen Barbiturate (z. B. Phenobarbital)

Vergleiche

Andere Hülsenfrüchtler mit Chinolizidinalkaloiden

- Alpen-Goldregen (*Laburnum alpinum*): enthält *N*-Methylcytisin und Ammodendrin
- Gewöhnlicher Besenginster (*Cytisus scoparius*; ▸Kap. 1.8): enthält Spartein
- Weiße Lupine (*Lupinus albus*): enthält Lupanin und Spartein

Andere Pflanzenarten

- Tabakpflanze (*Nicotiana tabacum*); ▸Kap. 5.10, Nicotin (Zigaretten)

1.12 Wunderbaum (Ricinus communis)

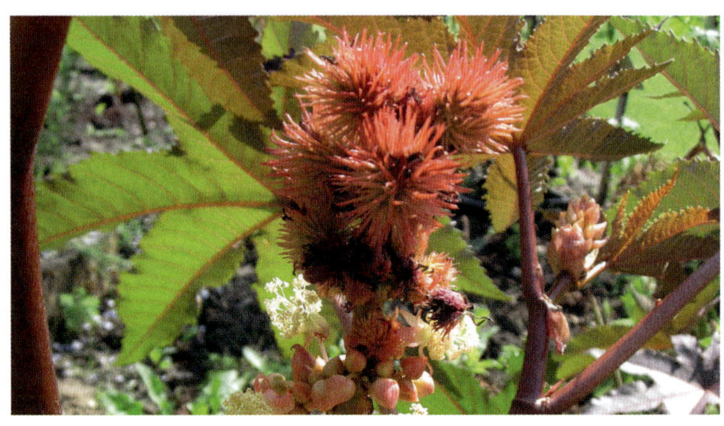

Beschreibung

Familie	Euphorbiaceae (Wolfsmilchgewächse)
Info	Einjährige Pflanze 1 bis 2 m hohes, meist buschiges Kraut; schnellwachsend Wächst in Anlagen und auf Balkonen als Zierpflanze
Stängel	Aufrecht, im Alter hohl, grün oder bräunlichrot
Blätter	Handförmig geteilt; grünlich oder rötlich
Blüten	In Rispen
Früchte	Stachelig, mit je 3 **marmorierten Samen** Ricinussamen (Synonyme: Castorsamen, Purgierkörner)

Arzneibuchverweise/Analytik

Hagers Enzyklopädie der Arzneistoffe und Drogen (2007)

- Pflanzenbeschreibung | Beschreibung der Samen

Weitere Arzneibücher mit Beschreibung der Samen

- HAB 34 | PF X: Ricinus communis pour préparations homéopathiques | HPUS

Europäisches Arzneibuch (Ph. Eur.)

- **Monografien:** Natives und Raffiniertes Rizinusöl (hergestellt aus Rizinussamen)

Homöopathisches Arzneibuch der Vereinigten Staaten (HPUS)

- **Monografie:** Abrus precatorius (Jequirity) (Beschreibung der Pflanze; Gehaltsbestimmung) | Ricinus communis

Toxische Inhaltsstoffe

Lectine/Toxalbumine

- **Ricin**; bestehend aus **A- und B-Kette** (Polypeptidketten)

Vergiftungsumstände

- Verzehr der Samen durch Kinder (haselnussartiger Geschmack)
- Allergische Reaktionen und Vergiftungsgefahr nach Hautkontakt mit den aufgefädelten Samen als Schmuck (vgl. **Paternostererbse**)
- Verzehr von „Rizinusschrot“ (Rasendünger; Abfallprodukt der Ölgewinnung ungenügend erhitzt) durch Haustiere
- Ricin: Kategorie B chemischer Kampfstoffe (Bioterrorismus)
- Mordgift (vgl. Regenschirmattentat 1978)

Vergiftungsmechanismus

Lectinprinzip

- B-Kette: **Haptomer**; bindet an Zelloberflächen
- A-Kette: **Effektomer**; hemmt die **Proteinsynthese** an der 60 s-Untereinheit der Ribosomen (Eukaryoten; Säugetierzellen sind besonders empfindlich) → Zelltod

Vergiftungssymptome

- Latenzzeit: 2–24 Stunden
- Erbrechen, Bauchschmerzen, blutige Durchfälle
- Multiorganversagen nach 48–72 Stunden
- **Hautkontakt:** Rötung, Exanthem bis Quincke-Ödem
- Applikation in die Blutbahn: Hämolyse

Toxizität/Toxikologische Daten

- **Sehr stark giftig** (+++); Kategorie 3 (hohes Vergiftungsrisiko)
- Giftige Teile: Samen
- **Ricin:** gehört zu den stärksten biogenen Giften
  LD oral: 1 mg/kg KG (entspricht 1–2 g Samen/kg KG, d. h. 4–8 Samen); abhängig davon, wie stark die Samen zerkaut wurden; durchschnittliche Masse eines Samens selbst ermittelt durch Auswaage von 100 Samen: ca. 250 mg

Therapie/Antidot

Primäre Giftelimination

- Aktivkohle

Kein spezifisches Antidot!

- Experimentelle Therapie: RiVax®-Impfstoff gegen die A-Kette; kein Handelspräparat; spielt bei Vergiftungsbehandlung keine Rolle

Symptomatische Behandlung

- Unter intensivmedizinischen Bedingungen; Behandlung des Multiorganversagens

Vergleiche

Lectinhaltige Hülsenfrüchtler

- **Paternostererbse** (*Abrus precatorius*): enthält Abrin; Wirkung ähnlich Ricin
- Gartenbohne (*Phaseolus vulgaris*) und Feuerbohne (*Phaseolus coccineus*): enthalten Phasin; Verzehr roher Bohnen verursacht heftige Gastroenteritis

Andere Wolfsmilchgewächse

Samen, Verfälschungen von Ricinussamen:

- **Purgiernuss** (*Jatropha curcas*): enthält reizend wirkenden Milchsaft und das Lectin Curcin; Wirkung ähnlich Ricin
- **Purgierölbaum** (*Croton tiglium*): giftig (toxische Diterpene), aber keine Lectine

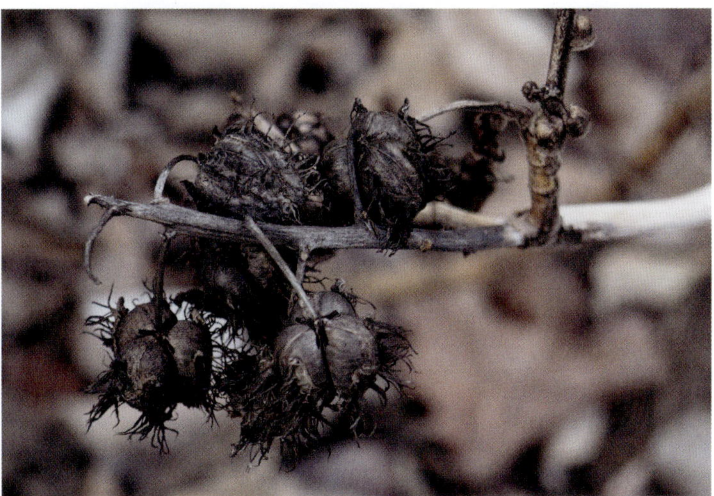

Wunderbaum (Früchte)

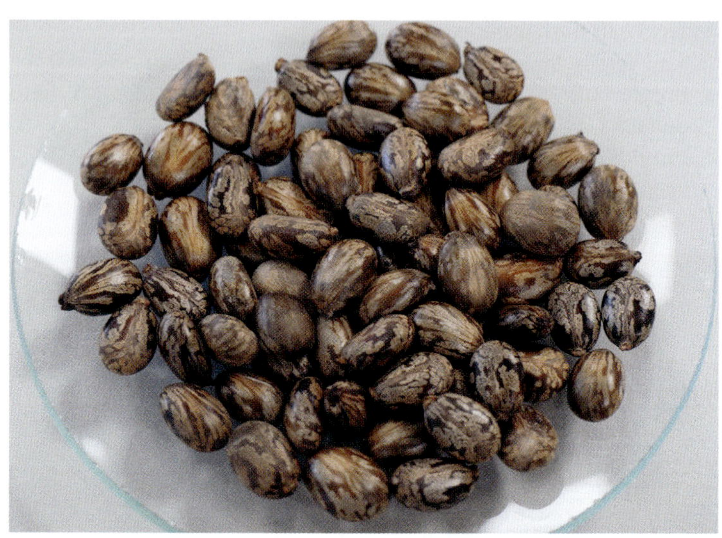

Wunderbaum (Samen)

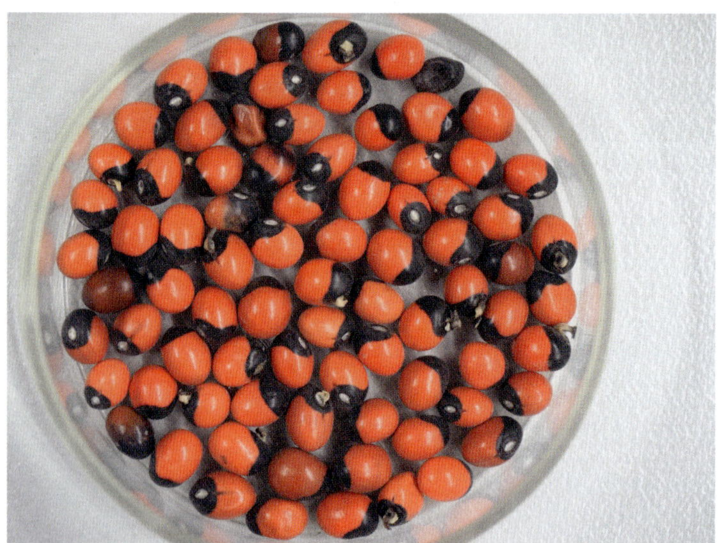

Paternostererbse (Samen)

1.13 Europäische Eibe (Taxus baccata)

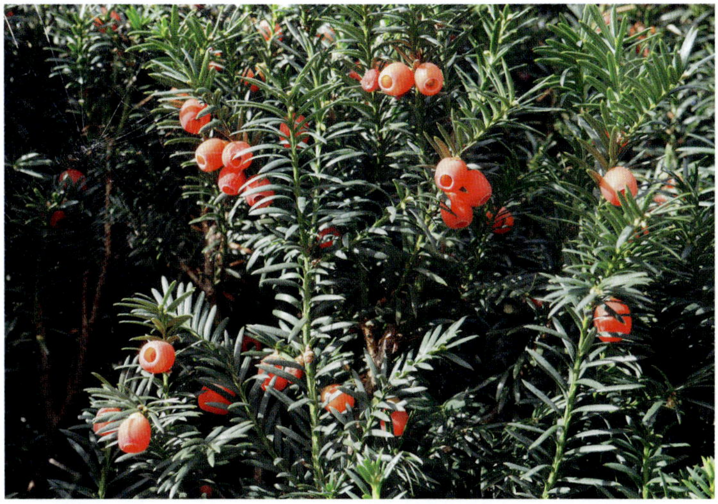

Beschreibung

Familie	Taxaceae (Eibengewächse)
Info	Nadelgehölz, bis zu 10 m hoch Wächst in Gärten und Parks
Blätter	Immergrüne, flache Nadeln
Blüten	Unscheinbar Blütezeit: März
Samen	Braun, von einem fleischigen roten Samenmantel (Arillus) umgeben
Früchte	Rot Fruchtreife: ab August bis in den Spätherbst

Arzneibuchverweise/Analytik

Europäisches Arzneibuch

- **Monografien:** Paclitaxel | Docetaxel

Homöopathisches Arzneibuch (HAB)

- **Monografie:** Taxus baccata (Beschreibung der Zweige)

Toxische Inhaltsstoffe

Diterpenester

Taxanderivate (Pseudoalkaloide): 1 g Eibennadeln enthält durchschnittlich 5 mg Taxine

- Hauptinhaltsstoff: Taxin B
- Paclitaxel (Taxol A)

Vergiftungsumstände

- Verzehr der roten Früchte durch Kinder: Verlauf in der Regel asymptomatisch, da Samen meist unzerkaut verschluckt oder ausgespuckt werden; der Samenmantel ist ungiftig
- Verzehr von Eibennadeln aus suizidaler Absicht
- Vergiftungen von Haus- und Weidetieren durch Heckenschnitt oder durch Knabbern an der Rinde (Pferde)

Vergiftungsmechanismus

- **Zytotoxische Wirkung: Mitosehemmung** (Zytostatikum)
- **Kardiotoxische Wirkung:** Antagonismus an Calcium- und Natriumkanälen des Myokards; **neg. inotrope und neg. chronotrope Wirkung**

Vergiftungssymptome

- Latenzzeit: 1–24 Stunden
- Schwindel, Übelkeit, Erbrechen, Koliken, Durchfall
- Bewusstlosigkeit mit Mydriasis, rote Lippen
- Initial Tachykardie, Tachypnoe; später Bradykardie, Hypotonie
- **Schwerste Herzrhythmusstörungen**; Krampfanfälle
- Tod durch Atemlähmung, Herzstillstand

Toxizität/Toxikologische Daten

- **Mäßig giftig** (++); Kategorie 2 (mittleres Vergiftungsrisiko)
- Giftige Teile: alle Pflanzenteile, **außer dem roten Samenmantel** (Arillus)
- LD Mensch: 0,6–1,3 g Nadeln/kg KG p. o. (entspr. 3,0–6,5 mg/kg KG der Taxine)

Therapie/Antidot

Sofortmaßnahmen

- **Kein Erbrechen auslösen; keine Magenspülung!** (Gefährdung durch Herzrhythmusstörungen und Krampfanfälle)

Primäre Giftelimination

- Aktivkohle
- Endoskopische Magenentleerung unter Intubationsschutz, danach wiederholt Aktivkohle

Kein spezifisches Antidot!

Symptomatische Behandlung

- Bradyarrhythmien: **Atropin**; ggf. temporärer Schrittmacher erforderlich
- Calciumgluconat i. v.
- Kammerflimmern: Antiarrhythmika: Lidocain (→ Natriumkanalblocker); oder Amiodaron oder Flecainid
- Refraktäre ventrikuläre Arrhythmie: Herz-Lungen-Unterstützung durch extrakorporale Membranoxygenierung (ECMO)
- Einzelfallberichte zur Wirksamkeit von Digitalis-Antitoxin (DigiFab®; Importarzneimittel)

Vergleiche

Andere Eibengewächse

- **Pazifische Eibe** (*Taxus brevifolia*): Gewinnung von Paclitaxel (Taxol®); halbsynthetische Herstellung von Docetaxel (Taxotere®) und Cabazitaxel (Jevtana®) → Einsatz als Zytostatika

2 Pilze

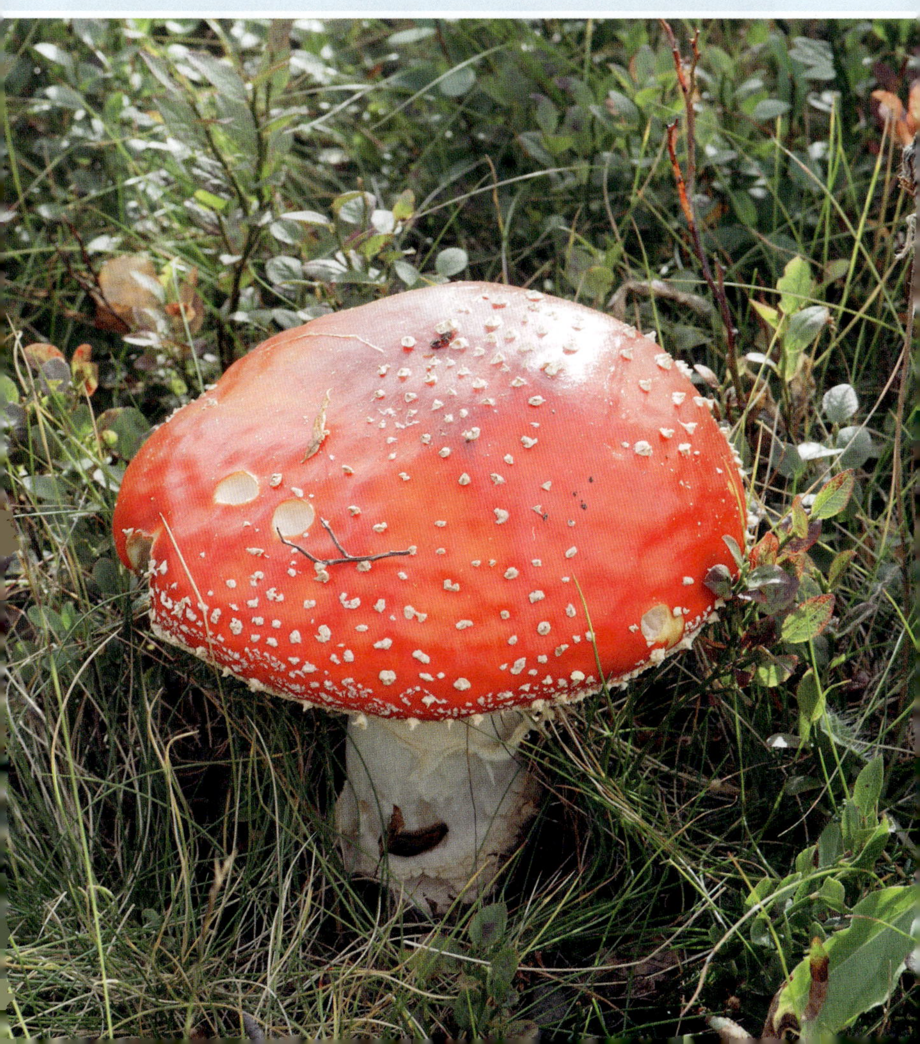

2.1 Pilzvergiftungen/Pilzsyndrome (Übersicht)

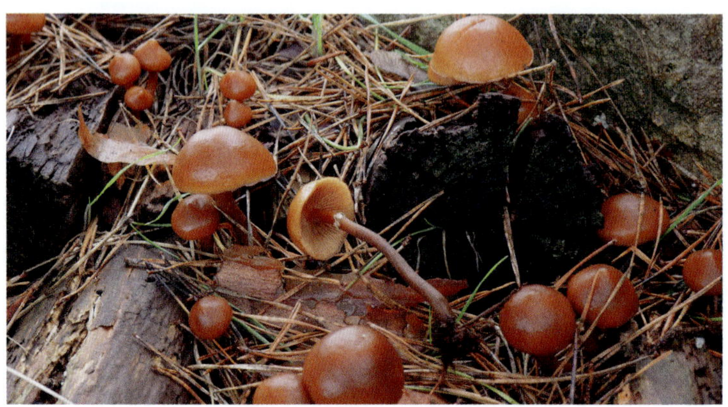

Pilzsyndrom	Hauptwirkrichtung des Giftes	Pilzarten
Pilzvergiftungen mit kurzer Latenzzeit: < 6 Stunden		
Gastrointestinales Pilzsyndrom	Magen-Darm-Trakt (Erbrechen, Diarrhö)	Viele verschiedene Pilzarten, z. B.: ■ Satanspilz (*Boletus satanas*) ■ Karbolegerling (*Agaricus xanthoderma*) ■ Grünblättriger Schwefelkopf (*Hypholoma fasciculare*) ■ Gift-Riesenschirmling (*Macrolepiota venenata*)
Muscarin-Syndrom	Cholinerge Symptome, z. B. Erbrechen, Diarrhö, Miosis, Schweißausbrüche, Bradykardie, Hypotonie	■ Risspilze, z. B. Ziegelroter Risspilz (*Inocybe erubescens*) (▶ Kap. 2.7) ■ Weißer Trichterling (*Clitocybe dealbata*)

Pilzsyndrom	Hauptwirkrichtung des Giftes	Pilzarten
Panther-/Fliegenpilz-Syndrom (Pantherina-Syndrom)	Neurologische Symptome/Rauschzustände Zerebrale Krampfanfälle	▪ Fliegenpilz (*Amanita muscaria*), Pantherpilz (*Amanita pantherina*) (▸Kap. 2.2)
Psilocybin-/Magic Mushroom-Syndrom	Psychische Symptome Rauschzustände	▪ Spitzkegeliger Kahlkopf (*Psilocybe semilanceata*) ▪ Dunkelrandiger Düngerling (*Panaeolus subbalteatus*)
Coprinus-Syndrom	Alkoholunverträglichkeit (Antabuseffekt)	▪ Faltentintling (*Coprinus atramentarius*) (▸Kap. 2.4) ▪ Ochsenröhrling (*Boletus torosus*)
Paxillus-Syndrom	Hämolyse durch Antigen-Antikörper-Reaktion (Typ-II-Allergie) Nierenversagen	▪ Kahler Krempling (*Paxillus involutus*) u. a. Kremplinge
Pilzvergiftungen mit langer Latenzzeit: 6 bis > 24 h		
Amatoxin-/Phalloides-Syndrom	Hepato- und Nephrotoxizität	▪ Grüner Knollenblätterpilz (*Amanita phalloides*) (▸Kap. 2.3) ▪ Weißer Knollenblätterpilz (*Amanita virosa*) ▪ Schirmlinge (*Lepiota*-Arten) ▪ Gifthäublinge (*Galerina*-Arten), z. B. Nadelholzhäubling (*Galerina marginata*)
Gyromitra-Syndrom	Neurotoxizität Hepatotoxizität	▪ Frühjahrs-Giftlorchel (*Gyromitra esculenta*) (▸Kap. 2.6)

Pilzsyndrom	Hauptwirkrichtung des Giftes	Pilzarten
Orellanus-Syndrom	Nephrotoxizität	▪ Orangefuchsiger Raukopf (*Cortinarius orellanus*) (▶Kap. 2.5) ▪ Spitzgebuckelter Raukopf (*Cortinarius rubellus, Cortinarius speciosissimus*) ▪ Andere Haarschleierlinge (Cortinarien)
Rhabdomyolyse-/Equestre-Syndrom	Rhabdomyolyse (Muskulatur, Myokard)	▪ Gelbfleischiger Grünling/Grüner Ritterling (*Tricholoma equestre*) ▪ *Russula subnigricans*; eine in Ostasien vorkommende Täublingsart
Acromelalga-Syndrom	Schmerzhafte Missempfindungen an Händen und Füßen (Akren)	▪ Wohlriechender Trichterling (*Clitocybe amoenolens*); Vorkommen in Marokko und Südfrankreich ▪ Bambustrichterling (*Clitocybe acromelalga*); Vorkommen in Asien (Japan)

Pilzsachverständige (PSV) können in den GIZ erfragt werden.
https://www.dgfm-ev.de/ – Website der DGfM
https://www.dgfm-ev.de/pilzesammeln-und-vergiftungen/pilzberatung – PSV Suche

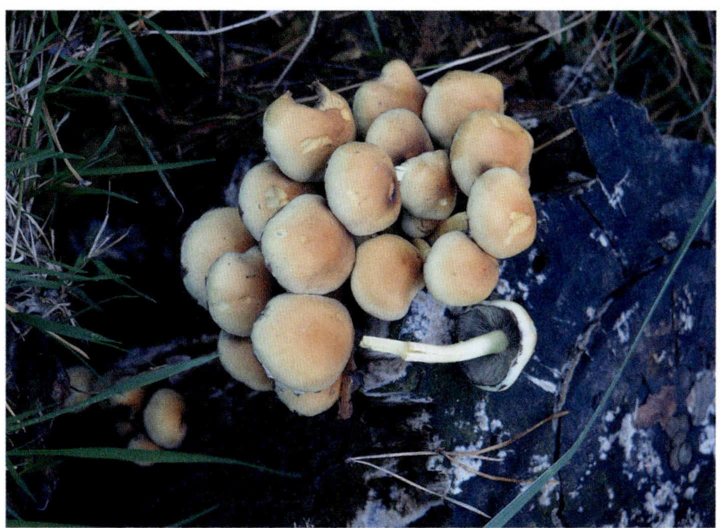

Grünblättriger Schwefelkopf (*Hypholoma fasciculare*)

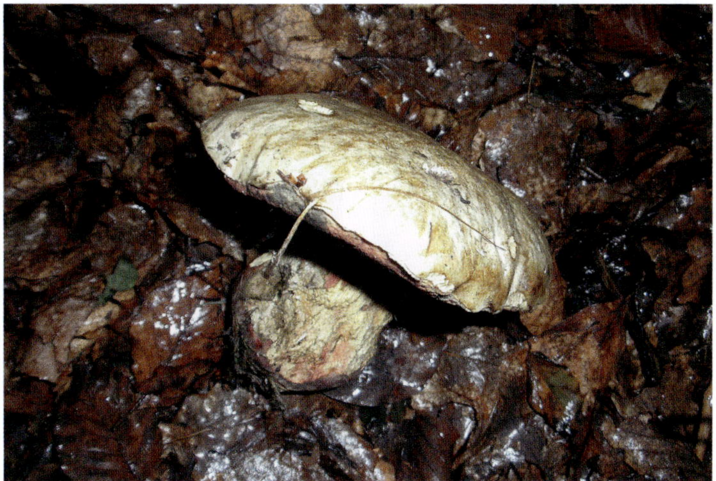

Satanspilz (*Boletus satanas*)

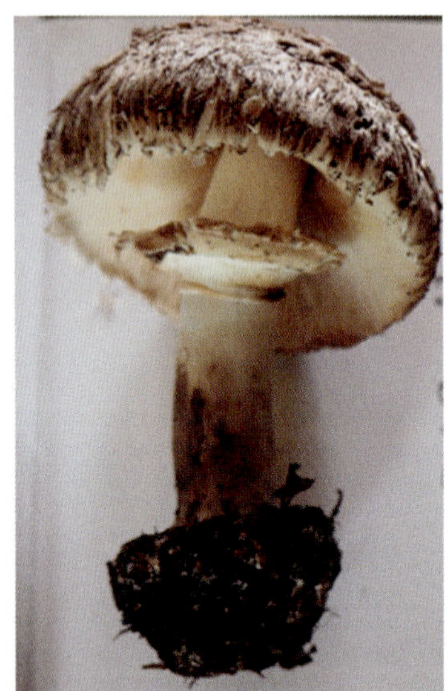

Gift-Riesenschirmling
(*Macrolepiota venenata*)

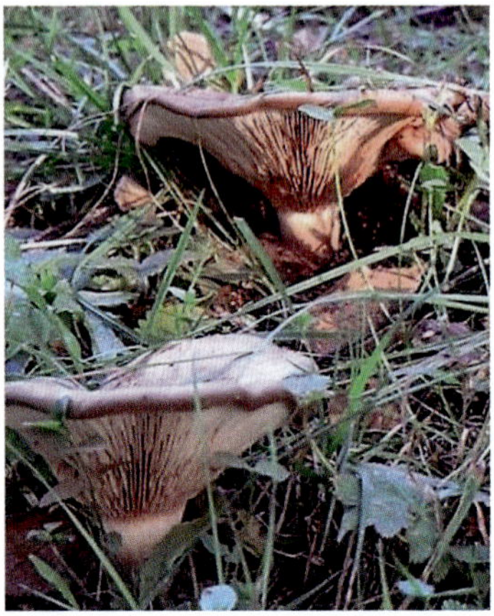

Kahler Krempling (*Paxillus involutus*)

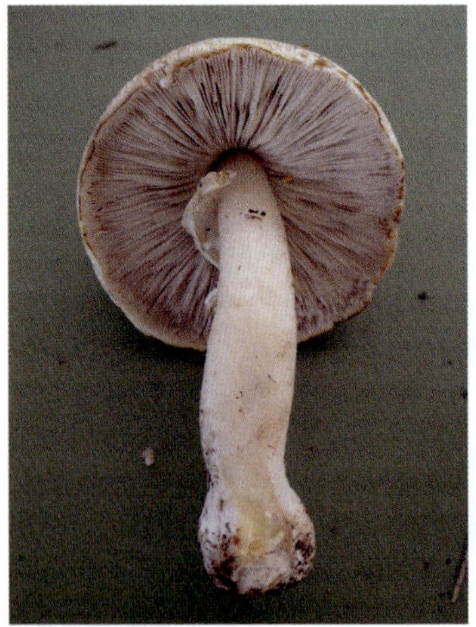

Karbolegerling
(*Agaricus xanthoderma*)

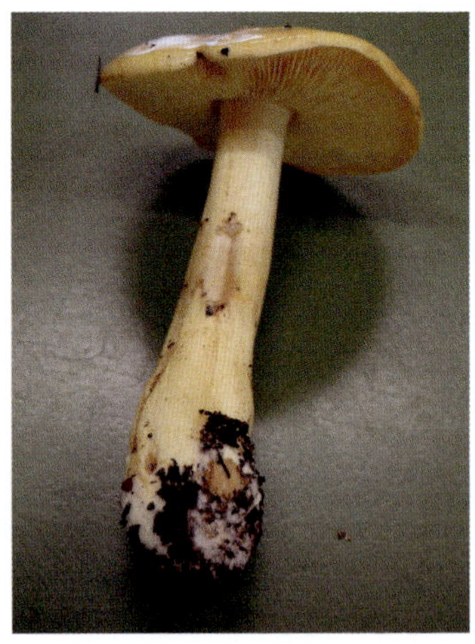

Grüner Ritterling
(*Tricholoma equestre*)

2.2 Fliegenpilz (Amanita muscaria), Pantherpilz (Amanita pantherina)

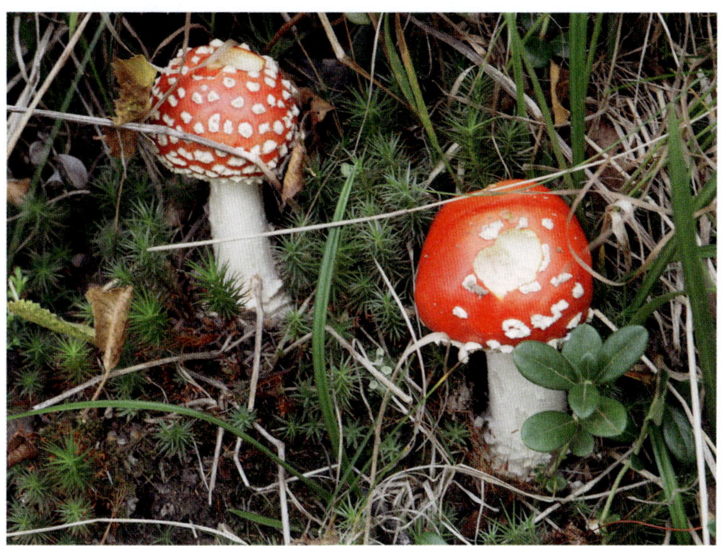

Beschreibung

Fliegenpilz

Familie	Amanitaceae (Wulstlingsverwandte)
Vorkommen	Juli bis November in Nadelwäldern, auf Heiden
Hut	Scharlachrot bis orangegelb (kugelig geschlossen bei jungem Pilz, sonst scheibenförmig flach), ggf. mit weißer, schorfartiger Hülle, die später zu Flecken aufreißt
Lamellen	Weißlich, weich, dicht gedrängt; weißes Sporenpulver

Stiel	1,5 bis 2,5 cm dick, länger als der Durchmesser des Hutes mit weißer oder gelblicher hängender Manschette; am Stielgrund: kugelig bis eiförmige **Knolle** mit weißen oder blassgelblichen Warzen
Fleisch	Weiß, unter der Huthaut orange-gelb; geruchs- und geschmacksneutral
Pantherpilz	
Familie	Amanitaceae (Wulstlingsverwandte)
Vorkommen	Juli bis September in Laub- und Nadelwäldern
Hut	4 bis 10 cm breit; hell- oder dunkelbraun bis grau mit weißlichen Flocken
Lamellen	Weiße, dicht stehende Blattlamellen
Stiel	Weiß, mit ringförmiger, **glatter Manschette**, in deutlich abgesetzter Knolle endend („**Bergsteigersöckchen**")
Fleisch	Weiß, beim Schneiden nicht verfärbend

Arzneibuchverweise/Analytik

Homöopathisches Arzneibuch (HAB)

- **Monografie:** Amanita muscaria (makroskopische Beschreibung und Sporenanalyse; Gehaltsbestimmung Muscimol)

Homöopathisches Arzneibuch der Vereinigten Staaten (HPUS)

- **Monografie:** Agaricus pantherinus (makroskopische Beschreibung)

Toxische Inhaltsstoffe

Ibotensäureabkömmlinge (Isoxazole)

- Ibotensäure (0,1–2,8 % in *Amanita muscaria*; 0,02–0,53 % in *Amanita pantherina*)
- **Muscimol** (< 0,01–1,0 % in *Amanita muscaria*; 0,19–1,9 % in *Amanita pantherina*); Muscazon
- In *Amanita muscaria*: Muscarin (geringe Mengen, ca. 0,0002 %; nicht an Vergiftungssymptomen beteiligt)

Vergiftungsumstände

Fliegenpilz

- Akzidentelle Ingestion des für Kleinkinder attraktiven Pilzes
- Missbräuchlicher Verzehr zu Rauschzwecken
- Verwechslungen von *Amanita muscaria* var. *aureola* mit Kaiserlingen (*Amanita caesarea*); Personen mit italienischem Migrationshintergrund

Pantherpilz

- Verwechslungen mit ähnlich aussehenden Speisepilzen:
  - *Amanita rubescens* (Perlpilz)
  - *Amanita excelsa* (Grauer Wulstling) → Beiname des Pantherpilzes ist „Sachsentöter"
- Missbräuchlicher Verzehr zu Rauschzwecken

Vergiftungsmechanismus

- **GABA-Mimetikum:**
  Muscimol: Agonismus an $GABA_A$-Rezeptoren (vgl. Ethanol; ▸Kap. 4.9, Benzodiazepine und Z-Substanzen)
- **Wirkung an glutaminergen Rezeptoren:** Ibotensäure

Vergiftungssymptome

Panther- und Fliegenpilz-Syndrom (Pantherina-Syndrom)

- Latenzzeit: zwischen 30 Minuten und 3 Stunden
- Symptome ähnlich einem **Alkoholrausch** → **Delir**
- Sehstörungen, Ataxie, Übelkeit, Erbrechen, Diarrhö

2

- Symptomatik wird von Erwartungshaltung bestimmt:
  - Übermäßiges Kraftgefühl
  - Glücksrausch, Lachen, Singen und Tanzen
  - Depressionen, Schreien, Weinen und Toben
  - Halluzinationen, zeitlich und örtlich desorientiert
- Manchmal: „**anticholinerge Maskerade**“:
  Mydriasis, Tachykardie, heiße, trockene, rote Haut → **Atropingaben kontraindiziert!**
- Möglich: **cholinerge Symptome** (→ Muscarinwirkung?)
  Miosis, Bradykardie, Schwitzen
- Tremor, Faszikulationen, Myoklonie, selten Krampfanfälle
- Nach 4–24 Stunden endet der Rausch in tiefem Schlaf, seltener Bewusstlosigkeit (→ **GABA-Mimetikum**)
- Erwachen teilweise ohne Erinnerung an das Geschehen (Gedächtnislücken)

Toxizität/Toxikologische Daten

Fliegenpilz

- **Mäßig giftig** (++)
- Vergiftungen ab 6 mg Muscimol bzw. 30–60 mg Ibotensäure (u. U. durch einen einzigen Pilz)
- Konzentrationen der Pilzgifte sind stark abhängig von Standort und Witterung
- Psychedelische Effekte nach 2–4 Pilzen
- **Vergiftungen mit Fliegenpilzen verlaufen milder als Pantherpilzvergiftungen und enden im Regelfall nicht tödlich**
- FSD (Herstellung nach HAB): Amanita muscaria D4

Pantherpilz

- **Mäßig giftig** (++)
- **Im Vergleich zum Fliegenpilz toxischer; Todesfälle möglich**

Therapie/Antidot

Primäre Giftelimination

- Aktivkohle

Symptomatische Behandlung (wenn erforderlich)

- Krampfanfälle: **Benzodiazepine** (→ GABA-Mimetikum; Lorazepam) **Cave:** Atemdepression, da synergistische Wirkung
- Anticholinerge Phase: **Physostigmin** (Anticholium®) → indirektes Parasympathomimetikum; Cholinesterasehemmer
- Cholinerge Phase (sehr selten): **Atropin** → Parasympatholytikum

Vergleiche

Andere Fliegenpilze

- **Königsfliegenpilz** (*Amanita regalis*)
- *Amanita muscaria* var. *aureola* → Verwechslungen mit dem Kaiserling (*Amanita caesarea*; Speisepilz)

Andere Wulstlinge

- **Verwechslungsgefahr mit dem Pantherpilz!**
- **Grauer Wulstling** (*Amanita excelsa*; Speisepilz): **geriefte Manschette** im Gegensatz zum Pantherpilz
- **Perlpilz** oder **Rötender Wulstling** (*Amanita rubescens*; Speisepilz): Fleisch rötet beim Schneiden; geriefte Manschette

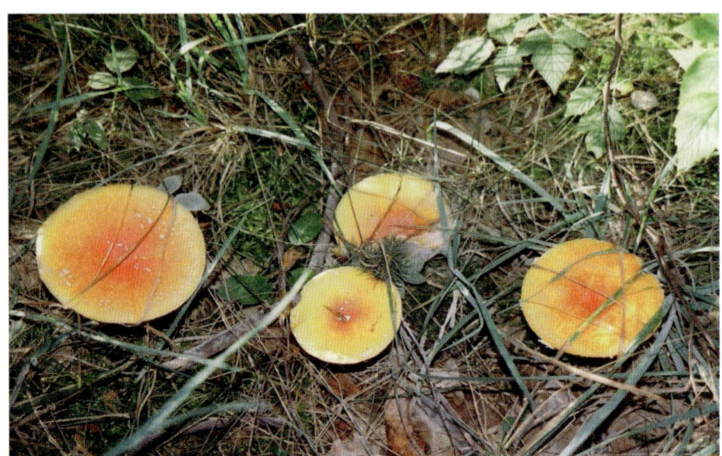

Amanita muscaria var. *aureola*

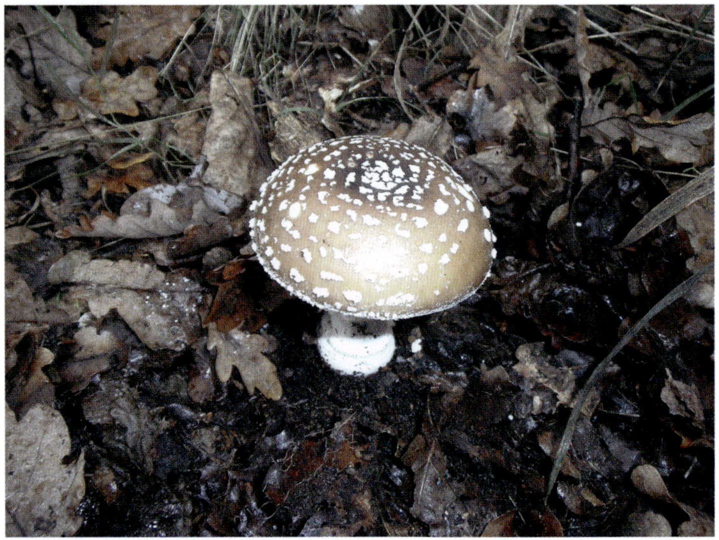

Pantherpilz (*Amanita pantherina*)

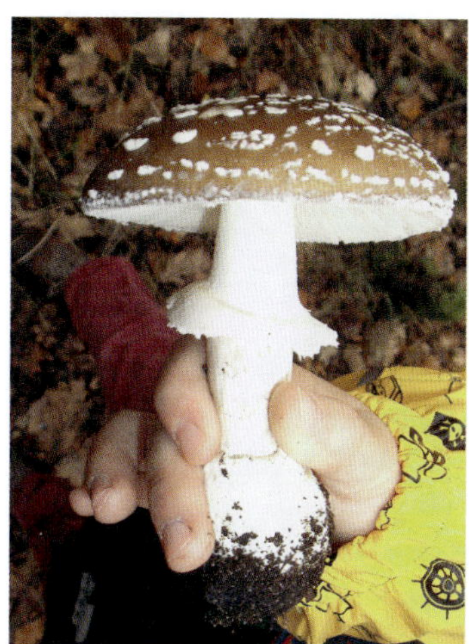

Pantherpilz mit typischem Stielmerkmal („Bergsteigersöckchen“)

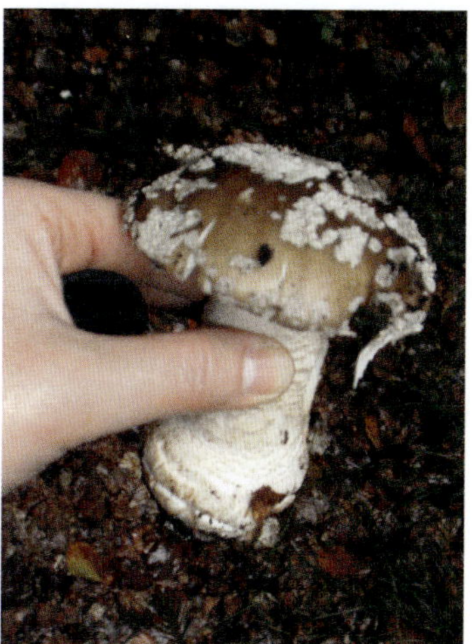

Grauer Wulstling

2

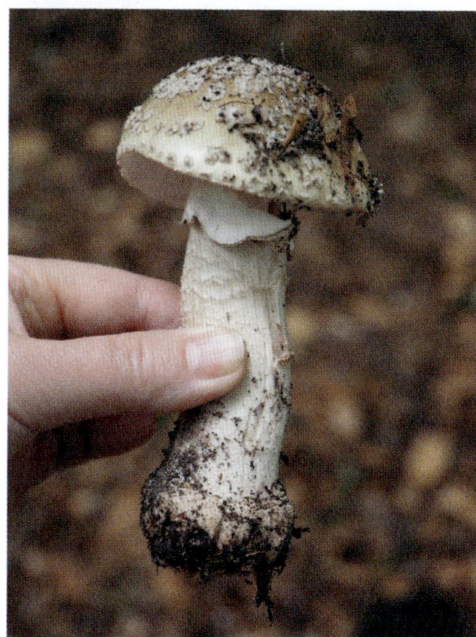

Perlpilz (Rötender Wulstling)

2.3 Grüner Knollenblätterpilz (Amanita phalloides) und Verwandte

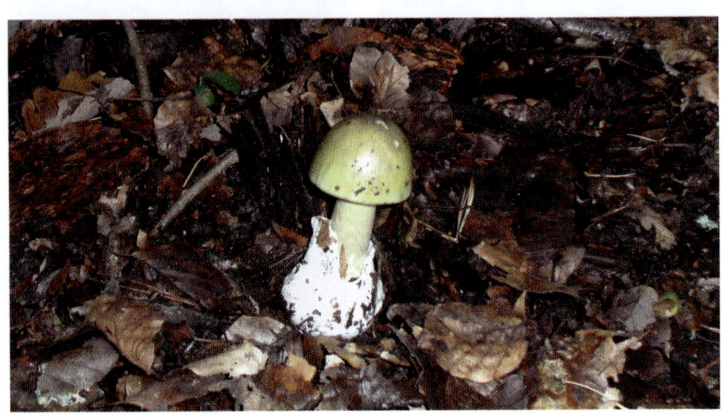

Beschreibung

Familie	Amanitaceae (Wulstlingsverwandte)
Vorkommen	Unter Eichen oder Buchen, auch in Parks; Juli bis Oktober
Hut	Grünlicher Hut
Lamellen	Weiße Lamellen und weiße Sporen
Ring	Breiter Ring
Knolle	An der Stielbasis deutlich sichtbar; von lappigen Hüllresten umgeben
Geruch	Süßlich bis aasartig

Arzneibuchverweise/Analytik

Europäisches Arzneibuch (Ph. Eur.)

- **Monografie:** Agaricus phalloides für homöopathische Zubereitungen (makroskopische Beschreibung und Sporenanalyse; Gehaltsbestimmung α- und β-Amanitin)

Zeitungspapiertest nach Wieland

- Unterscheidung *Amanita citrina* (zunächst Rotfärbung; Nachweis Bufotenine) / *Amanita phalloides* (Blaufärbung)
- Nicht sehr aussagekräftig (falsch positive Ergebnisse); hoher Ligningehalt der Zeitung ist Voraussetzung, alte Tageszeitungen sind gut geeignet (1970er/1980er Jahre). Wenn die Reaktion ausbleibt, darf nicht zwingend auf harmlose Pilze geschlossen werden.

2

Toxische Inhaltsstoffe

Cyclopeptide

- **Amatoxine** (z. B. α- und β-Amanitin)
- Phallotoxine

Vergiftungsumstände

- Verwechslungen mit essbaren Pilzen
- *Galerina*-Arten: Verwechslung mit Stockschwämmchen
- Anwendung von *Amanita-phalloides*-Tinkturen in der Komplementäronkologie (Verschreibungspflicht bis D4)

Vergiftungsmechanismus

- Blockade der Transkription durch Hemmung der RNA-Polymerase II in eukaryotische Zellen (Hepatozyten u. a.) → **Hepatotoxizität, Nephrotoxizität**

Vergiftungssymptome

Amatoxin-/Phalloides-Syndrom: vierphasiger (bzw. zweigipfeliger) Verlauf

1. **Latenzzeit (6–24 Stunden)**
2. **Gastrointestinale Phase (bis zu 48 Stunden):**
   - Extreme Brechdurchfälle
3. **Hepatische Phase (12–24 Stunden):**
   - Zytolytische Hepatitis (Anstieg der Leberenzymwerte)
   - Relativ symptomfrei; **trügerischer, scheinbarer Erholungseffekt**
4. **Hepatorenale Phase:**
   - Leberversagen mit Enzephalopathie
   - Koagulopathie
   - Nierenversagen mit Anstieg Kreatinin
   - Krampfanfälle
   - Coma hepaticum
   - Hirnödem
   - Tod

Toxizität/Toxikologische Daten

- **Tödlich giftig** (+++)
- Letale Dosis α-Amatoxin: 0,1 mg/kg KG; α-Amatoxin-Gehalt: 0,02–0,04 %
- 1 Pilz (50–100 g) enthält tödliche Dosis für Erwachsene; (5–10 g bei Kindern)

Therapie/Antidot

Primäre Giftelimination

- Wegen langer Latenzzeit in der Regel nicht indiziert

Sekundäre Giftelimination

- Wiederholt Aktivkohle; Unterbrechung des **enterohepatischen Kreislaufs**

Antidot

- **Silibinin i. v.** (Legalon SIL®; Inhaltsstoff der Mariendistel) bereits bei Verdachtsfällen!
  - Hemmung der Aufnahme der Amatoxine in die Hepatozyten; Unterbrechung des enterohepatischen Kreislaufs (kein spezifisches Antidot)
  - Nicht in Kombination mit Penicillin G (Reservemedikament, wenn kein Silibinin verfügbar)
- Acetylcystein in Kombination mit Silibinin (▸ Kap. 4.18, Paracetamol)

Symptomatische Behandlung

- Z. B. Flüssigkeits- und Elektrolytersatz; Behandlung der Blutungen (Vitamin K_1; FFP (Fresh Frozen Plasma))

Lebertransplantation

- Indikationsprüfung bei schweren Verläufen mit **Quickabfall < 25 % (INR > 6) und Kreatininanstieg über 1,2 mg/dl**

Vergleiche

Andere amatoxinhaltige Pilze

- **Frühlings-Knollenblätterpilz** (*Amanita verna*)
- **Kegelhütiger oder Weißer Knollenblätterpilz** (*Amanita virosa*)
- ***Galerina*-Arten:** z. B. Gift-Häubling (*Galerina marginata*)
- **Lepiota-Arten:** z. B. Fleischbräunlicher Giftschirmling (*Lepiota brunneoincarnata*)

Weitere Pilze

Gelber Knollenblätterpilz (*Amanita citrina*): enthält **Bufotenine** (werden beim Kochen zerstört); gilt als **nicht essbar**; Verwechslungsgefahr mit *Amanita phalloides*

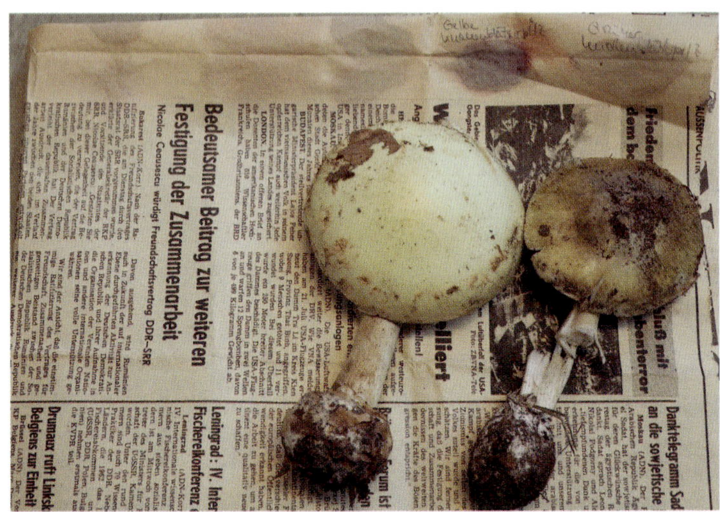

Zeitungspapiertest nach Wieland. Gelber Knollenblätterpilz (*Amanita citrina*, links): zunächst Rotfärbung; Grüner Knollenblätterpilz (*Amanita phalloides*, rechts): Blaufärbung

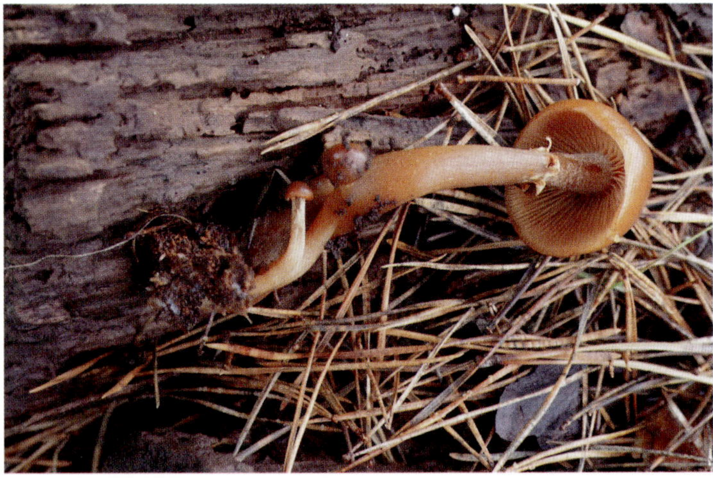

Gift-Häubling (*Galerina marginata*)

2.4 Faltentintling (Coprinus atramentarius)

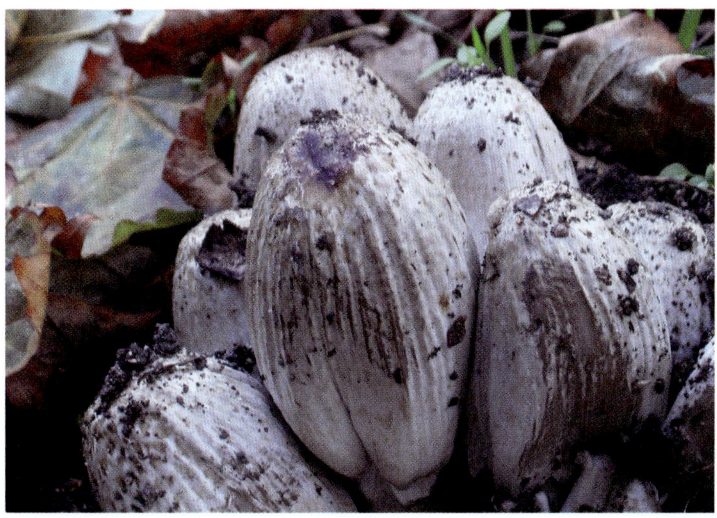

Beschreibung

Familie	Psathyrellaceae (Mürblingsverwandte)
Vorkommen	Mai bis November in Wäldern, auf Wiesen, Äckern und Gärten
Hut	Ei- oder glockenförmig; faltiger Hutrand, später zerschlitzt; aschgrau-graubraun; glimmerig
Lamellen	Erst grau, dann braun, im Alter schwarz, tintenartig zerlaufend
Stiel	6–15 cm lang; 1,5 cm dick; weiß, glatt, faserig, im Alter hohl
Fleisch	Weiß, mild, fast geruchlos

Toxische Inhaltsstoffe

- **Coprin** (N^5-(1-Hydroxycyclopropyl)-L-glutamin): toxische Aminosäure

Vergiftungsumstände

- Verwechslungen von *Coprinus atramentarius* mit dem essbaren Schopftintling (*Coprinus comatus*); zusätzlicher Alkoholgenuss

Vergiftungsmechanismus

Coprin wird beim Kochen in Glutaminsäure und 1-Aminocyclopropanol umgewandelt. Letzteres **hemmt den Ethanolabbau auf der Stufe des Acetaldehyds**, welches sich in der Folge anreichert:

Vergiftungssymptome

Coprinus-Syndrom (Syn. Antabus-Syndrom; Acetaldehyd-Syndrom)

- Latenzzeit: 15 Minuten bis 2 Stunden
- Hitzegefühl; Gesicht, Hals und Brust gerötet (Flush); starkes Schwitzen, Juckreiz, Parästhesie
- Brustschmerz, Atemnot, Herzklopfen, Tachykardie
- Kopfschmerzen, Schwindel; Übelkeit, Erbrechen
- Angstzustände, Verwirrtheit, Halluzinationen
- Blutdruckabfall bis zum Kollaps
- Symptome halten länger als 24 Stunden an

Toxizität/Toxikologische Daten

- Syndrom tritt nur in Verbindung mit Alkoholaufnahme bis 5 Tage nach Pilzgenuss auf.

Therapie/Antidot

Striktes Alkoholverbot für ca. 1 Woche!

Symptomatische Behandlung in schweren Fällen

- Betarezeptorenblocker gegen Tachykardie
- Noradrenalin gegen Hypotonie
- Lorazepam gegen Krämpfe
- Antihistaminika gegen Flush und Juckreiz

Antidot

- 4-Methylpyrazol (Fomepizol) erwägen (Hemmung der Bildung von Acetaldehyd); ▸ Kap. 5.9, Methanol; ▸ Kap. 5.6, Ethylenglycol (Ethan-1,2-diol)

Vergleiche

Andere Tintlinge

- **Schopftintling** (*Coprinus comatus*); essbarer „Doppelgänger“
- Andere coprinhaltige Tintlinge

Andere Pilze mit Verdacht auf Coprinus-Syndrom

- Ochsenröhrling (*Boletus torosus*)
- Netzstieliger Hexenröhrling (*Boletus luridus*)

Disulfiram (Antabus®)

- Alkoholentwöhnungsmittel

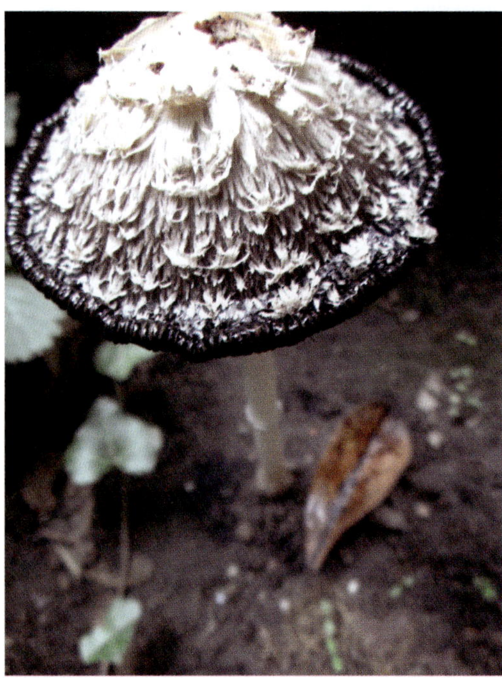

Schopftintling

2.5 Orangefuchsiger Raukopf (Cortinarius orellanus)

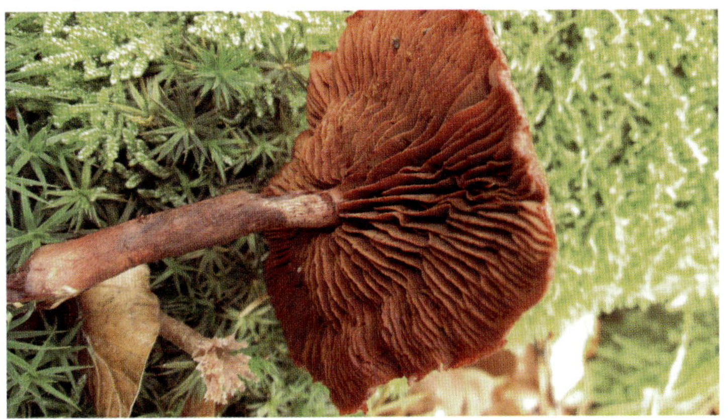

Beschreibung

Familie	Cortinariaceae (Schleierlingsverwandte)
Vorkommen	August bis Oktober; in Laubwäldern meist warmer Gebiete
Hut	3 bis 8,5 cm breit, orangerot, schwach gebuckelt, Haut leicht schuppig
Lamellen	Zimtbraun, ziemlich dick
Stiel	4 bis 8 cm lang, gelb, später gelb-braun

Arzneibuchverweise/Analytik

Orellanin-Test nach Pöder und Moser

- Nachweis von Orellanin in frischem oder getrocknetem Pilzmaterial
- Violettfärbung nach Zugabe von Eisen(III)-chlorid-Lösung

Toxische Inhaltsstoffe

Dipyridinalkaloide

- Hauptalkaloide: Orellanin, Orellinin

Vergiftungsumstände

- Verwechslungen mit Speisepilzen, z. B. Pfifferlingen
- Häufig wird das sich langsam entwickelnde Nierenversagen wegen der langen Latenzzeit nicht mit der Pilzmahlzeit in Verbindung gebracht.
- Bei akutem Nierenversagen unklarer Genese sollte in der Anamnese nach Pilzmahlzeiten gefragt werden!

Vergiftungsmechanismus

Tubulusnekrose

Vermuteter Mechanismus: oxidativer Stress und Sauerstoffradikalbildung durch Orellanin und seine Metabolite → Hemmung der alkalischen Phosphatase u. a. Enzyme in den Epithelzellen der proximalen Nierentubuli → zytotoxisch wirkende ATP-Verarmung; Hemmung von DNA- und RNA-Polymerasen → Hemmung der Proteinbiosynthese im Nierengewebe → interstitielle Nephritis → Nierenversagen

Vergiftungssymptome

Orellanus-Syndrom

- **Extrem lange Latenzzeit:** 2–17 (20) Tage
- Gastrointestinale Symptome fakultativ nach ca. 36 Stunden; brennendes Durstgefühl
- Anhaltende Kopfschmerzen; starke Muskelschmerzen
- **Progressive Nierenschädigung** mit Oligurie, Anurie und Urämie

Toxizität/Toxikologische Daten

- **Tödlich giftig** (+++)
- *Cortinarius orellanus* enthält 1,5–2 % (3 %) Orellanin, bezogen auf das Trockengewicht
- Nephrotoxische Dosis: 2–3 Pilze
- Letale Dosis: (29–) 50–100 (–227) g Pilze

Therapie/Antidot

Primäre Giftelimination

- Wegen der langen Latenzzeit nicht relevant

Sekundäre Giftelimination

- Nicht effektiv

Kein spezifisches Antidot!

Symptomatische Behandlung

- Hämodialyse
- Nierentransplantation bei irreversiblem Nierenversagen

Vergleiche

Andere orellaninhaltige Pilze

- Spitzbuckeliger Rauhkopf (*Cortinarius rubellus*)
- Spitzbuckliger Schleierling (*Cortinarius speciosissimus*)
- Schöngelber Klumpfuß (*Cortinarius splendens*) und weitere Cortinarien

2.6 Frühjahrs-Giftlorchel (Gyromitra esculenta)

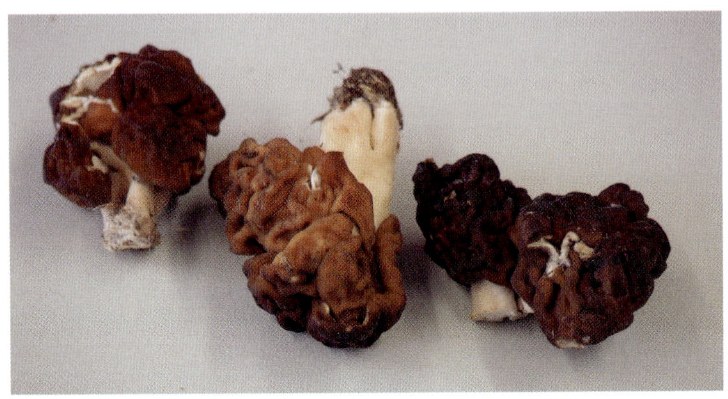

Beschreibung

Familie	Helvellaceae (Lorchelverwandte)
Vorkommen	März bis Mai; v. a. in Kiefernwäldern auf modrigem Holz
Hut	3 bis 9 cm breit, braun, unregelmäßig wulstig, **gehirnartig gewunden**, innen unregelmäßig hohl; Rand mit dem Stiel verwachsen
Stiel	Weiß, runzelig, am Grunde verdickt; Fleisch weiß, brüchig

Toxische Inhaltsstoffe

- **Gyromitrin** (*N*-Methyl-*N*-formylacetaldehydhydrazon)

Vergiftungsumstände

- Verwechslungen mit Speisemorcheln (*Morchella esculenta*)
- Vergiftungen bei Zubereitung des Pilzes, wie es in manchen Ländern (z. B. Finnland, Schweden) üblich ist: 5 Minuten mit reichlich Wasser abkochen und das Kochwasser wegschütten; dabei können tödliche Vergiftungen beim Einatmen der Kochdämpfe auftreten.

2

Vergiftungsmechanismus

- Beim Kochen, Trocknen und im sauren Milieu des Magens wird Gyromitrin in **Monomethylhydrazin** (MMH) umgewandelt; dabei entsteht auch **Ameisensäure**:

$$H_3C-CH=N-N(CH_3)-C(=O)-H \xrightarrow{\text{Hydrolyse}} H_2N-N(CH_3)-C(=O)-H + H_3C-C(=O)-H$$

Gyromitrin — *N*-Formyl-*N*-methyl-hydrazin — Acetaldehyd

$$H_2N-N(CH_3)-C(=O)-H \xrightarrow{\text{Hydrolyse}} H_2N-N(CH_3)-H + H-C(=O)-OH$$

N-Methyl-hydrazin (Monomethylhydrazin, MMH) — Ameisensäure

- **MMH blockiert die Funktion von Vitamin B_6** (Pyridoxin), was u. a. im ZNS zu einem Mangel an GABA führt:

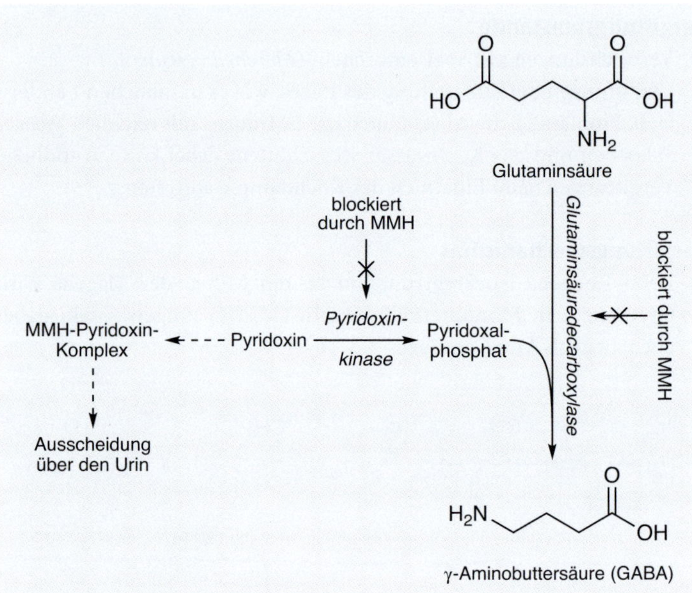

- MMH wirkt zudem als Methämoglobinbildner.
- Hydrazinderivate sind karzinogen und embryotoxisch.

Vergiftungssymptome

Gyromitrin-Syndrom

- **Lange Latenzzeit:** p. o. 6–24 Stunden, inhalativ 2–8 Stunden
- Symptomatik abhängig vom Acetylierungstyp (Umwandlung zum Acetylhydrazin) → Polymorphismus:
  - Schnell-Acetylierer: Hepatotoxizität > Neurotoxizität
  - Langsam-Acetylierer: Neurotoxizität > Hepatotoxizität

- Müdigkeit, Schwindel, Kopfschmerzen
- Erbrechen, Bauchkrämpfe, gelegentlich Durchfall
- **ZNS-Störungen:** Delir, zerebrale Krampfanfälle (GABA-Mangel), Bewusstseinsstörungen
- **Leberschädigung** bis hin zum Leberversagen
- **Nierenschädigung** bis hin zum Nierenversagen
- **Methämoglobinämie**, Hämolyse und **metabolische Azidose** (Ameisensäure) möglich

Toxizität/Toxikologische Daten

- **Tödlich giftig** (+++)
  Toxizität abhängig von Zubereitung und individueller Empfindlichkeit!
- LD Erwachsener 20–50 mg/kg KG; Kinder 10–30 mg/kg KG
- **Gyromitringehalt:** 40–732 mg/kg frische Pilze; 41–58 mg/kg getrocknete Pilze

Therapie/Antidot

Primäre Giftelimination

- Aktivkohle (nur in der Latenzzeit sinnvoll)

Antidote

- **Pyridoxin** (Vitamin B_6) i. v.
- Bei Methämoglobinämie: Toluidinblau®
- Bei Leberschädigung: Acetylcystein (Therapieversuch analog Paracetamol-Vergiftung; ▸ Kap. 4.18, Paracetamol)
- Bei Azidose: **Folsäure** (beschleunigt den Abbau von Ameisensäure)

Symptomatische Behandlung

- Krämpfe: Lorazepam i. v.

Vergleiche

Andere Gyromitrin-haltige Pilze

- *Gyromitra ambigua, Gyromitra gigas, Gyromitra infula*
- Helm-Kreisling (*Cudonia circinans*)

Verwechslungen

- **Morcheln:** Speisemorchel (*Morchella esculenta*); Böhmische Verpel (*Verpa bohemica*). Morcheln haben anstatt hirnartiger Windungen wabenartige Vertiefungen.

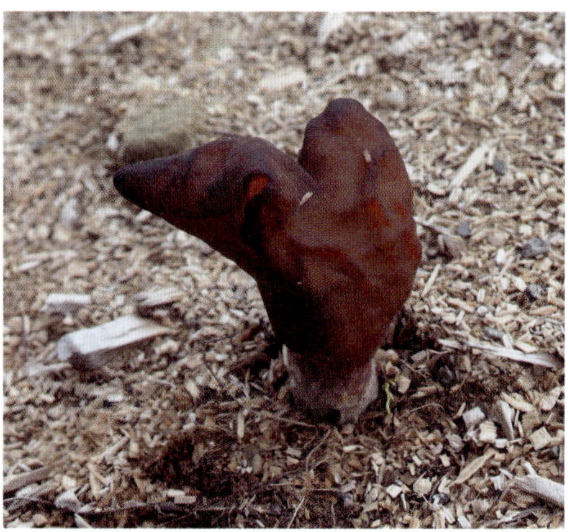

Bischofsmütze (*Gyromitra infula*)

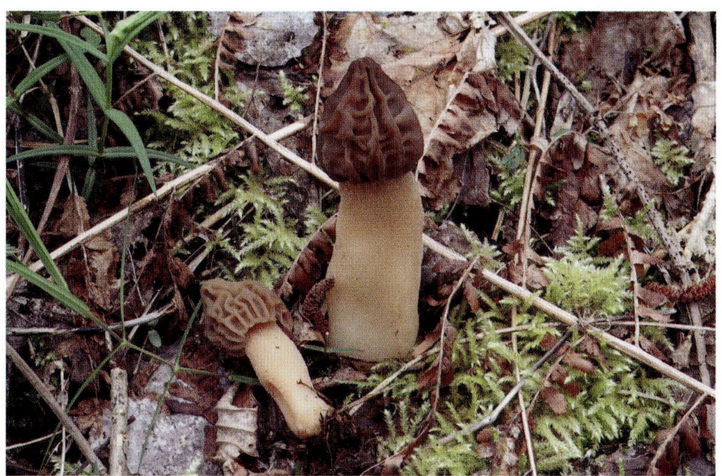

Käppchenmorchel

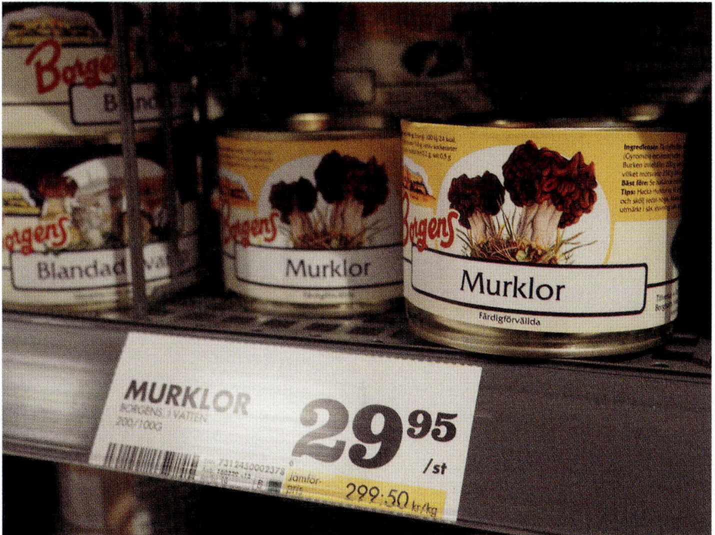

Gyromitra esculenta, Marktpilz in Schweden

2.7 Ziegelroter Risspilz (Inocybe erubescens) und Verwandte

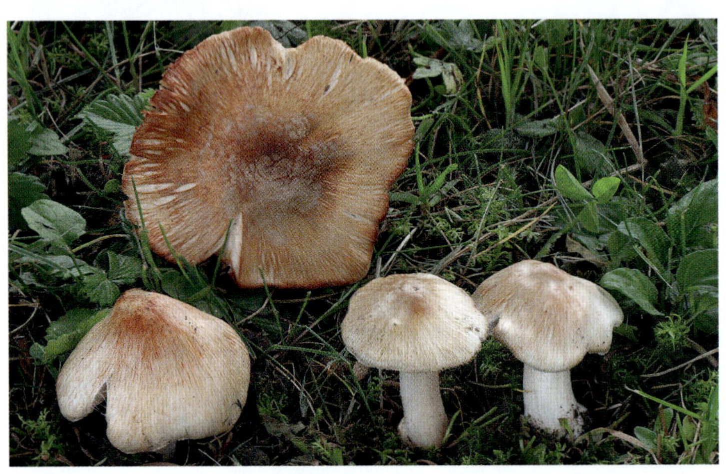

Beschreibung

Inocybe erubescens (Syn. Inocybe patouillardii)

Familie	Inocybaceae (Risspilzverwandte)
Vorkommen	Ende Mai bis August; unter Gebüschen, in Wäldern und Parks, auf Rasenflächen
Hut	3 bis 9 cm breit, jung: weißlich, später: ziegel- oder braun-rötlich; Form: zuerst kegelig mit eingerolltem Rand, später glockig, dann flach ausgebreitet; charakteristisch ist das **Einreißen des Hutes** („Risspilz")
Lamellen	Zuerst weiß, später graugelb bis bräunlich
Stiel	6 bis 7 cm lang, 3 bis 7 mm dick, leicht gekrümmt, faserig, derb, voll, unten schwach knollig
Fleisch	Weiß, durch Druck ziegelrot anlaufend
Geschmack	Mild, später widerlich; alkoholischer Geruch

Toxische Inhaltsstoffe

- Muscarin

Vergiftungsumstände

- Verwechslungen mit essbaren Pilzen, z. B. Maipilz (*Calocybe gambosa*)

Vergiftungsmechanismus

Direktes Parasympathomimetikum

- Muscarin wirkt als Agonist an muscarinergen Acetylcholinrezeptoren → **Dauererregung des cholinergen Nervensystems**, da Muscarin von der Acetylcholinesterase nicht abgebaut wird

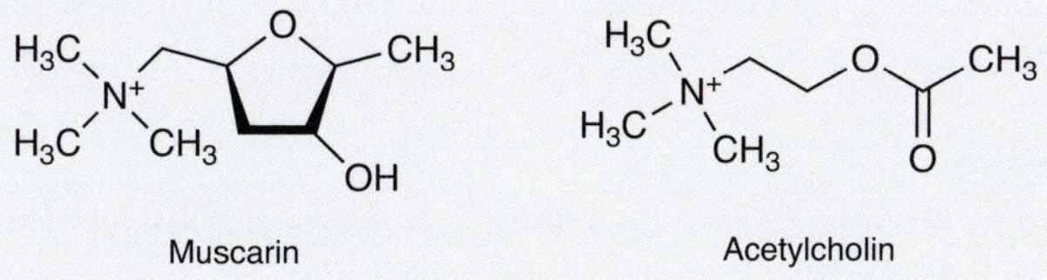

Muscarin

Acetylcholin

Vergiftungssymptome

Muscarin-Syndrom

- **Kurze Latenzzeit:** 15 Minuten bis 1 Stunde
- **„PSL-Syndrom":** Perspiration, Salivation, Lakrimation
- Nausea, Erbrechen, Bauchkrämpfe, Durchfall
- Miosis
- Bronchosekretion und -konstriktion
- Bradykardie; Blutdruckabfall, evtl. Kollaps

Toxizität/Toxikologische Daten

- **Mäßig giftig** (++)
- LD ca. 500 mg Muscarin

Therapie/Antidot

Primäre Giftelimination

- Aktivkohle

Antidot

- **Atropin** i. v. (→ Parasympatholytikum: Antagonist an muscarinergen Acetylcholinrezeptoren; spezifisches Antidot)

Vgl. ▸Kap. 5.1, Alkylphosphate (Phosphorsäureester) u. a. Cholinesterasehemmer; ▸Kap. 2.2, Fliegenpilz (*Amanita muscaria*)/Pantherpilz (*Amanita pantherina*)

Symptomatische Behandlung

- Infusionstherapie zum Ausgleich der Flüssigkeits- und Elektrolytverluste

Vergleiche

- **Andere Risspilze (***Inocybe***-Arten):** z. B. Kegeliger Risspilz (*Inocybe fastigiata*), Seidiger Risspilz (*Inocybe geophylla*)
- **Trichterlinge (***Clitocybe***-Arten):** z. B. Feld-Trichterling (*Clitocybe dealbata*; Syn. *Clitocybe rivulosa*)

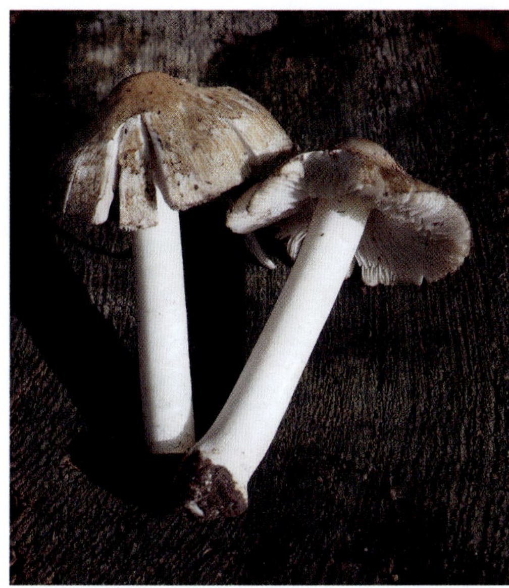

Kegeliger Risspilz (*Inocybe fastigiata*)

2.8 Mutterkorn (Secale cornutum)

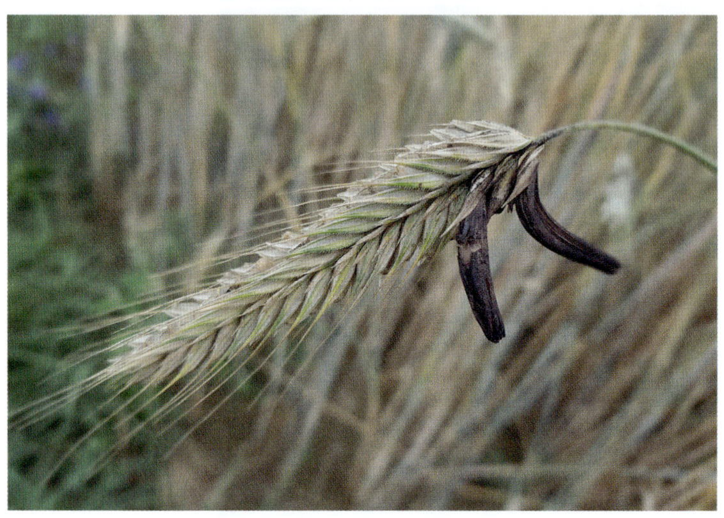

Beschreibung

Familie	Clavicipitaceae (Mutterkornpilzverwandte)
Schlauchpilz (Ascomyzet)	Purpurbrauner Mutterkornpilz (*Claviceps purpurea*)
Mutterkorn	Längliche, kornähnliche Dauerform (Sklerotium) des Mutterkornpilzes auf Getreidearten (Roggen, Weizen, Gerste u. a.)

Arzneibuchverweise/Analytik

Europäisches Arzneibuch (Ph. Eur.)

- **Monografien:** Methylergometrinmaleat | Ergometrinmaleat | Ergotamintartrat | Dihydroergotaminmesilat | Bromocriptinmesilat

Homöopathisches Arzneibuch (HAB)

- **Monografien:** Secale cornutum (makroskopische und mikroskopische Beschreibung; Identitätsreaktion; Gehaltsbestimmung Ergotamin) | Ustilago maydis

Homöopathisches Arzneibuch der Vereinigten Staaten (HPUS)

- **Monografie:** Lolium temulentum

Toxische Inhaltsstoffe

Ergolinalkaloide

Indolalkaloide; Gemisch von Abkömmlingen der Lysergsäure:

- „**Ergometrintyp**“ (einfache Lysergsäureamide); abgeleitet davon ist Methylergometrin, eingesetzt bei postpartalen Blutungen (Methergin®)
- **Ergopeptine**, Lysergsäure, an die unterschiedliche Aminosäuren gebunden sind (Peptidalkaloide):
    - **Ergotamingruppe**; abgeleitet davon sind **Ergotamin**, eingesetzt als Migränetherapeutikum (Ergo-Kranit®) und **Dihydroergotamin** (zur Behandlung der Hypotonie; in Deutschland obsolet)
    - **Ergotoxingruppe**; abgeleitet davon sind **Dihydroergotoxin** (Codergocrin) und **Bromocriptin** (vom Ergokryptin abgeleitet), eingesetzt bei Morbus Parkinson, zum Abstillen und bei Akromegalie (D_2-Agonist)
    - Weitere: Ergoxingruppe; Ergoannamgruppe

2

Vergiftungsumstände

- Mit Mutterkornalkaloiden kontaminiertes Getreide und Mehl; insbesondere aus biologischem Anbau (Pestizidverzicht) und ungebacken (Müsliprodukte); Höchstmenge: 0,2 g Sklerotien/kg unverarbeitetes Getreide (Verordnung (EU) 2023/915)
- Überdosierung mutterkornalkaloidhaltiger Medikamente (Ergotamin, Methylergometrin, Bromocriptin)
- Interaktion von Migränepräparaten (Ergotamin) mit Makrolidantibiotika, Azol-Antimykotika, HIV-Protease-Inhibitoren (CYP3A4-Hemmung führt zur Wirkverstärkung)
- Intoxikationen bei Tieren durch Gras und Getreide (Rinder, Schweine, Pferde, Geflügel); Nekrosen und Aborte

Vergiftungsmechanismus

Wirkung als partielle Agonisten/Antagonisten an

- **α_1- und α_2-Rezeptoren** → Gefäßverengung; Uteruskontraktion (Aborte)
- **Serotoninrezeptoren** (5-$HT_{1B}/_{1D}$) → Anti-Migräne-Wirkung
- **Dopaminrezeptoren** (D_1 und D_2): → halluzinogene Wirkung

Vergiftungssymptome

Ergotismus

- Die unterschiedlichen Symptome sind abhängig vom Alkaloidspektrum einzelner Mutterkornpilzrassen und territorial begrenzt.

Symptome:

- Erbrechen, Durstgefühl, Durchfall, **starke Bauchschmerzen** (Angina abdominalis; Mesenterialinfarkt), Miosis, Tinnitus
- **Ergotismus convulsivus:**
  - Muskelkrämpfe und psychische Störungen mit Kopfschmerzen, Schwindel, Angstgefühl, Delirien, Halluzinationen
- **Ergotismus gangraenosus** (Kribbelkrankheit, Antoniusfeuer):
  - Parästhesien (Ameisenlaufen) im Bereich der Extremitäten, langanhaltende Gefäßspasmen (10–14 Tage), kein peripherer Puls, Zyanose, blasse, kalte Haut, starke Schmerzen → Gangrän, Erblindung, Nierenversagen
  - Initial Hypertonie, dann Hypotonie; Brady- oder Tachykardie; Herzrhythmusstörungen; Angina pectoris → **Myokardinfarkt, Apoplexie**
- Tod durch Atem- oder Herzstillstand
- In der Schwangerschaft Gefahr von Uteruskontraktionen oder Uterusruptur; Aborte

Toxizität/Toxikologische Daten

- Letale Dosis: p. o. 5–10 g Sklerotien
- Chronische Vergiftungen bei Aufnahme von 10 Sklerotien täglich beschrieben

Therapie/Antidot

Primäre Giftelimination

- Aktivkohle

Antidot

- **Nitroprussid-Natrium, Iloprost** (zur Blutdrucksenkung; zur Gefäßerweiterung ggf. intraarterielle Infusion erforderlich)

Symptomatische Behandlung

- Analgetika gegen Schmerzen
- Diazepam gegen Krämpfe
- Heparin zur Antikoagulation
- Nitroglycerin gegen Koronarspasmen

Vergleiche

- Lysergsäurediethylamid (LSD); BTM-Gesetz Anlage 1; Lysergsäure ist Grundstoff (GÜG Kategorie 1)

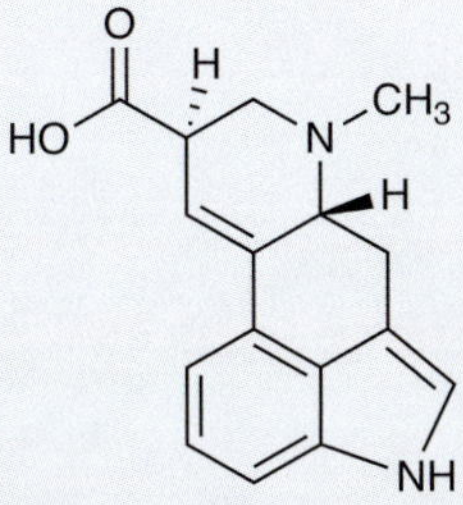

Lysergsäurediethylamid (LSD)

- Taumellolch (*Lolium temulentum*); Vergiftung von Weidetieren; Süßgras, infiziert mit Pilzen der Gattung *Neotyphodium*, welche mutterkornähnliche Alkaloide enthalten
- Maisbeulenbrand (*Ustilago maydis*); Ergotamin-ähnliche Alkaloide werden vermutet

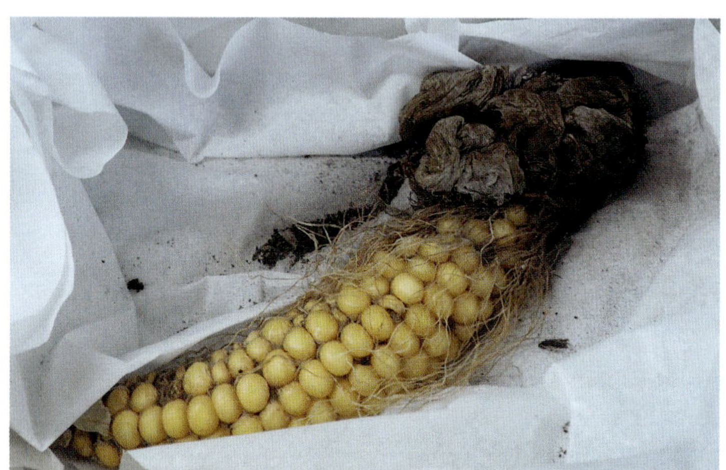

Maisbeulenbrand (*Ustilago maydis*); aufgenommen im Fungarium von Kew Gardens

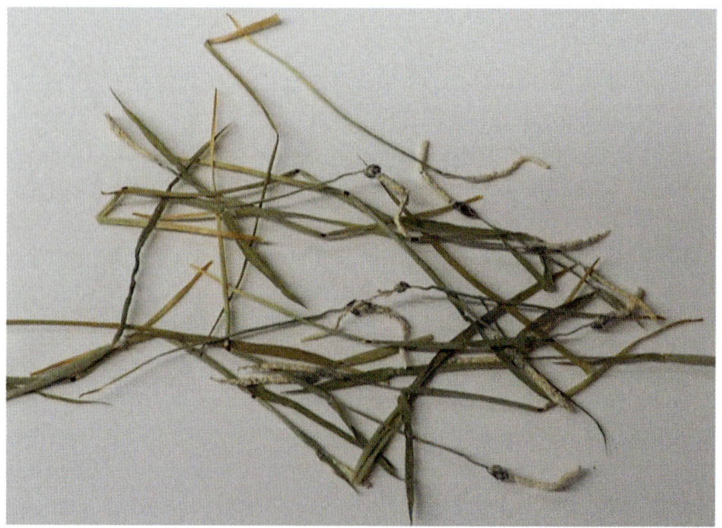

Süßgras, infiziert mit Pilz der Gattung *Neotyphodium*, welcher mutterkornähnliche Alkaloide enthält (aufgenommen im Fungarium von Kew Gardens)

3 Tiere

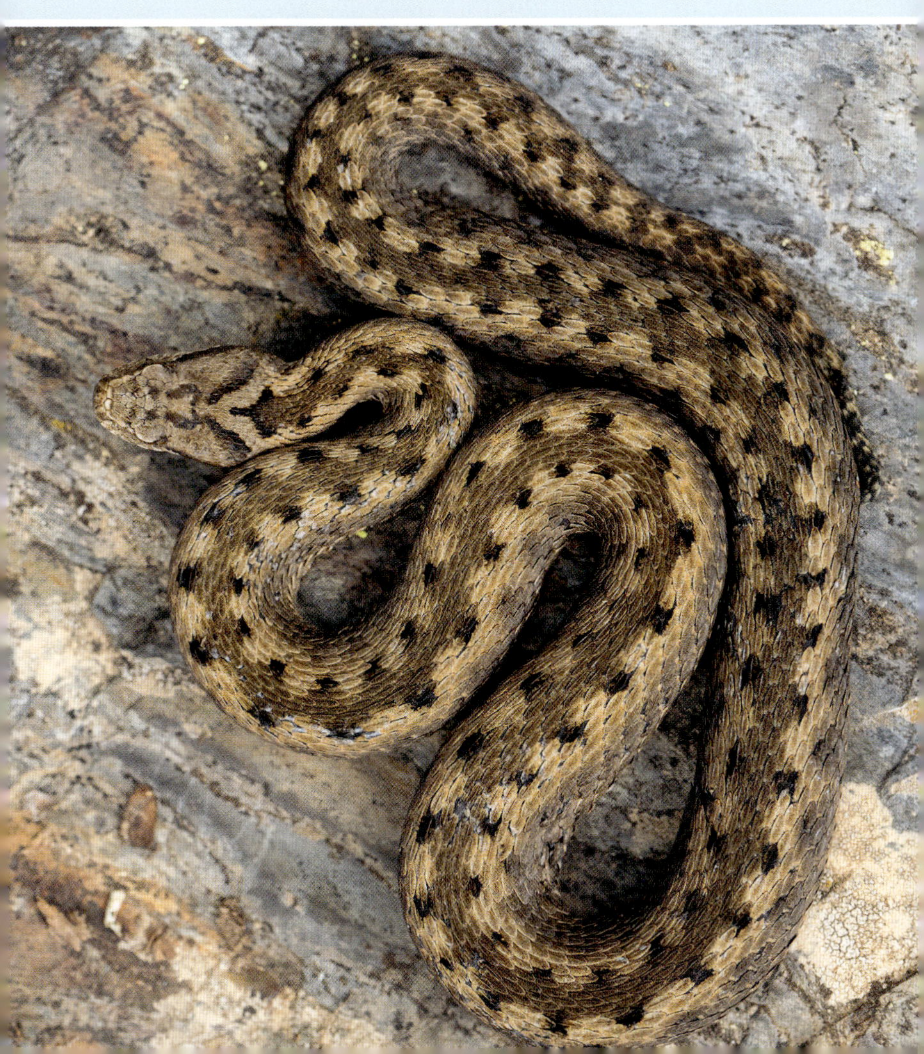

3.1 Einheimische Giftschlangen (Viperidae)

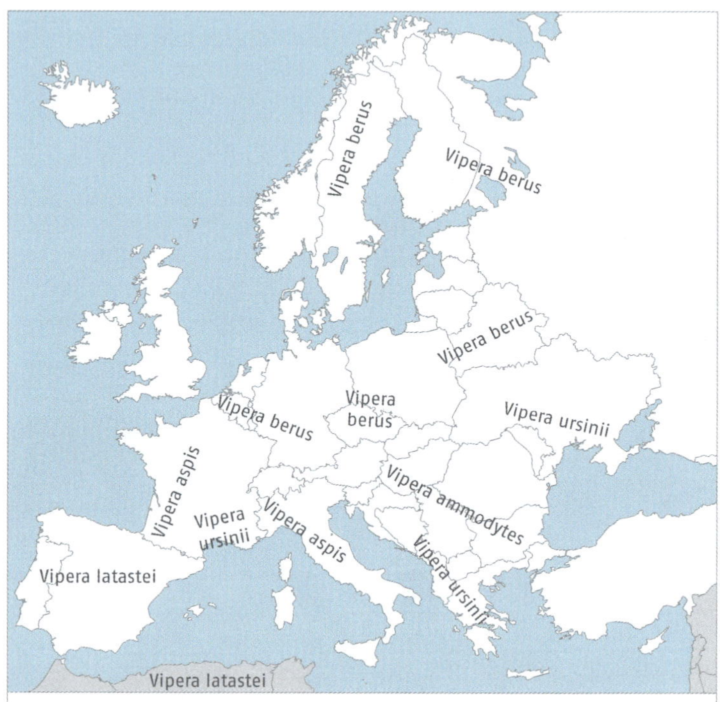

Verbreitungsgebiete der europäischen Giftschlangen:
Vipera berus (Kreuzotter), *Vipera aspis* (Aspisviper), *Vipera ammodytes* (Sandviper/Europäische Hornotter), *Vipera ursinii* (Wiesenotter), *Vipera latastei* (Stülpnasenotter)

Beschreibung

Europäische Giftschlangen (Viperidae)

Kreuzotter (*Vipera berus*)	■ Länge: bis zu 85 cm ■ 3 große Hornschilder auf der Kopfoberseite, nicht aufgebogene Schnauzenspitze, Zickzackband auf dem Rücken, vereinzelt kupferrote und schwarze Exemplare
Aspisviper (*Vipera aspis*)	■ Länge: bis zu 75 cm ■ Nach oben gebogene Schnauzenspitze; Querbänder oder Flecken auf dem Rücken
Weitere Viperidae	■ **Sandviper** (*Vipera ammodytes*): hornartige, nach oben gebogene Schnauzenspitze; Zickzackband auf dem Rücken ■ **Wiesenotter** (*Vipera ursinii*) ■ **Stülpnasenotter** (*Vipera latastei*): kommt auf der iberischen Halbinsel (Spanien, südliches Portugal) vor

Arzneibuchverweise/Analytik

Homöopathisches Arzneibuch

- **Monografie:** Vipera berus (Charakterisierung Schlangengift)

Europäisches Arzneibuch (Ph. Eur.)

- **Monografie:** Schlangengift-Immunserum (Europa)

Toxische Inhaltsstoffe

Komplexe Mischung aus Proteinen und Peptiden:

- Proteinasen (z. B. Kollagenasen, hämorrhagische Proteinasen), Hyaluronidasen, Esterasen (z. B. Phospholipasen A_2)
- Kardiotoxische und nephrotoxische Bestandteile

Vergiftungsumstände

- Bisse durch unvorsichtiges Hantieren oder Treten auf die Schlange; fast alle Bisse betreffen Hände oder Füße
- Erntearbeiter, Feldarbeiter; v.a. in Südeuropa durch die Stülpnasenotter (*Vipera latastei*)
- Männer (Mutproben) und Kinder häufiger betroffen
- Bissverletzungen bei Hunden (Schnauze → Erstickungsgefahr)

Vergiftungsmechanismus

- Disintegrin-Metalloproteinasen: Hydrolyse der kapillären Basalmembran und Hemmung der Plättchenaggregation → **Blutung in das umliegende Gewebe** → **Blutungsanämie**
- Hyaluronidasen, Proteinasen, Phospholipasen A_2: Freisetzung von Histamin, Bradykinin, Serotonin und Prostaglandinen → **Gewebezerstörung (Zytolyse)** → Ulzeration, Nekrose, Rhabdomyolyse
- Ausbreitung des Giftes über das Lymphsystem; gefördert durch Manipulation an der Bissstelle oder Muskelaktivität → systemische Wirkungen → **Gerinnungsstörung**, **Hämolyse**

Vergiftungssymptome

Lokale Symptome

- **2 symmetrische, etwa 1 cm voneinander entfernte Bissstellen**
- Beginn der Symptome innerhalb von 2 Stunden nach dem Biss
- Schmerzen, die im Laufe der Zeit stärker werden
- **Ödematöse Schwellungen, die sich über die Extremität und den Stamm ausbreiten können** → Komplikation: Kompartmentsyndrom (selten)
- Einblutungen, blau-livide Verfärbung
- Lymphadenitis; Lymphangitis
- Nekrose an der Bissstelle

Allgemeinsymptome

- Übelkeit, Erbrechen, Schweißausbrüche
- **Hypotonie mit Tachykardie** bis zum Schock
- Angioneurotisches Ödem; Bronchospasmus (v. a. *Vipera aspis*; *Vipera ammodytes*); Lungenödem
- Anämie, Thrombozytopenie, Gerinnungsstörungen, Mikrohämaturie (v. a. *Vipera berus*)
- Hirnnervenlähmung: Ophthalmoplegie, Ptosis, Doppelbilder, Dysarthrie, Schluckstörungen
- Lähmung der betroffenen Extremität
- Leukozytose

Toxizität/Toxikologische Daten

- Schwere Vergiftungen durch europäische Giftschlangen selten
- Häufig „trockene Bisse“ (Abwehrbiss ohne Giftabgabe)
- *Vipera berus*:
  - Giftmenge pro Biss: 10–15 mg
  - Tödliche Dosis Erwachsener: 75 mg

Therapie/Antidot

Sofortmaßnahmen

- **Ruhigstellen**, keine Bewegung (beschleunigt die Verteilung des Giftes)!
- Keine Manipulation an der Bissstelle, wie z. B. Aussaugen oder Ausschneiden; Extremität nicht abbinden!
- Tetanusprophylaxe; Wundversorgung
- Stationäre Überwachung mind. 24 Stunden

Antidot

Schlangengift-Immunserum (polyvalent Europa):

- Bei systemischen Vergiftungssymptomen oder massiver Schwellung; Anwendung nach **Vortestung auf allergische Reaktionen** durch konjunktivale bzw. intrakutane Applikation des 1:10 verdünnten Serums!
- Importpräparate: Vipera Tab® vom Schaf; Viper venom antitoxin (Biomed®) vom Pferd
- Auskünfte über Vorratshaltung in Mitteleuropa erteilt der Giftnotruf München; Telefon: + 49 89 192 40

Symptomatische Therapie

- Analgetika; Sedativa
- Kompartment-Syndrom: chirurgische Intervention
- Angioneurotisches Ödem: Glucocorticoide, Antihistaminika

Vergleiche

- Scorpiongift-Immunsera
- Spinnengift-Immunsera

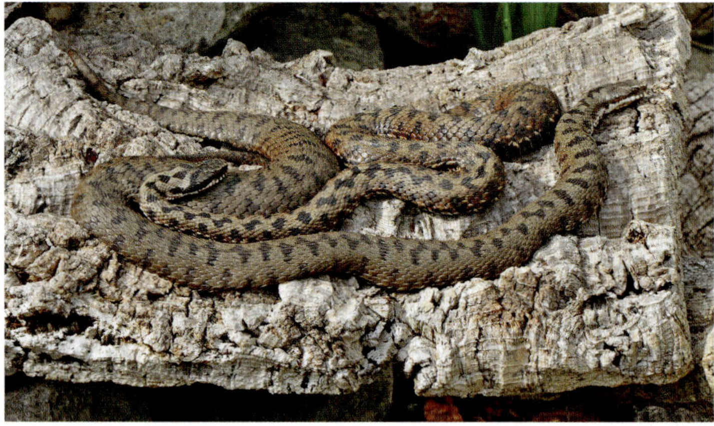

Zwei Kreuzottern (*Vipera berus*) beim Sonnenbaden

4 Arzneimittel

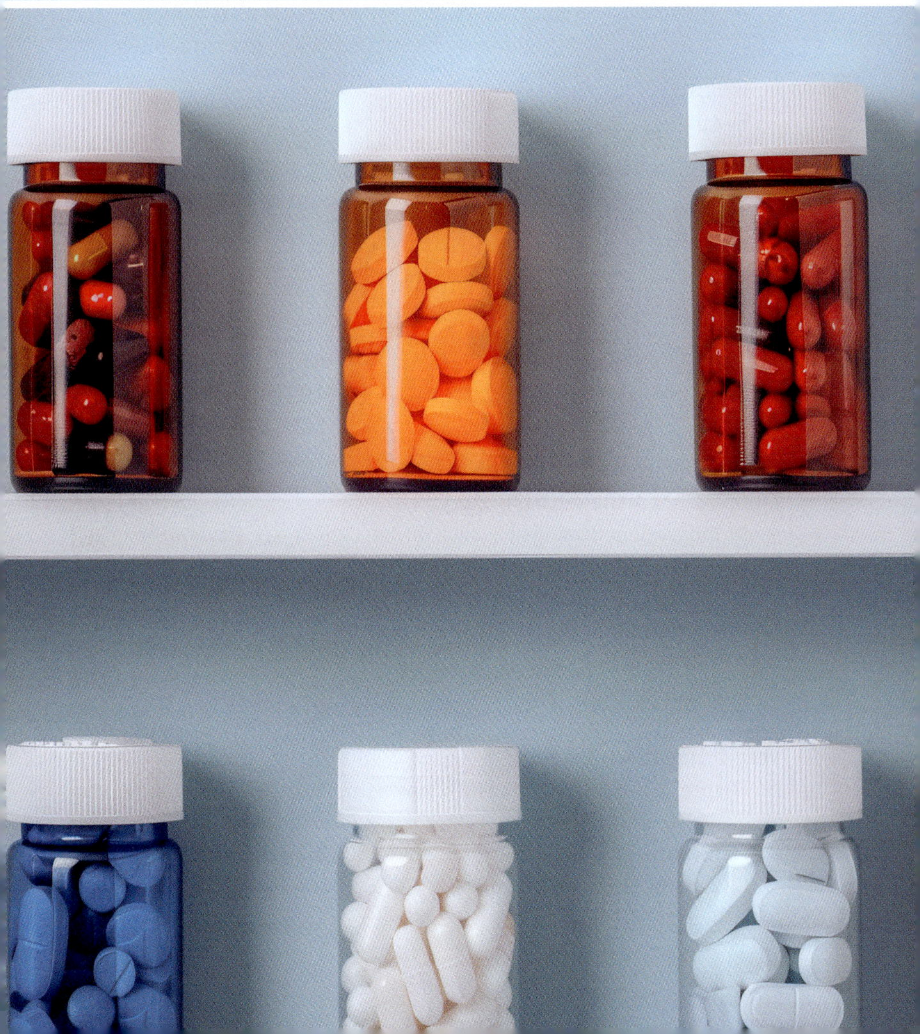

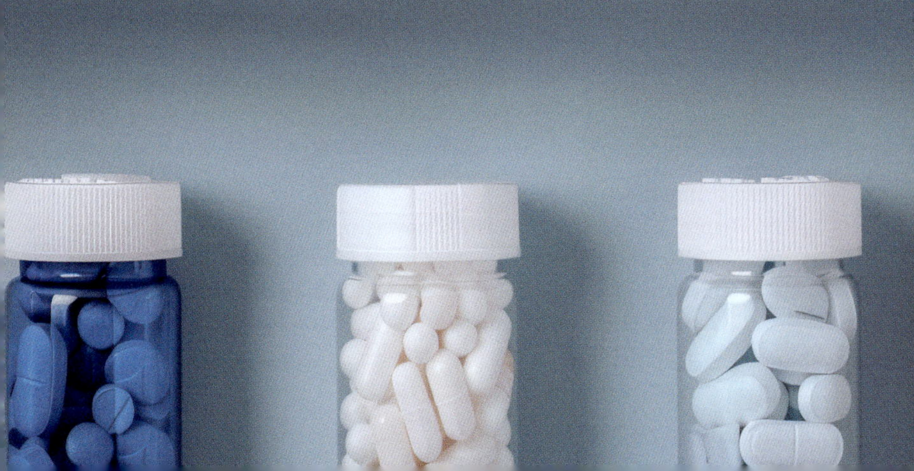

4.1 ACE-Hemmer

Beschreibung

Info	Arzneistoffgruppe zur Behandlung des Bluthochdrucks (Antihypertonika)
Wirkmechanismus	Hemmung des Angiotensin-Converting-Enzyms (ACE) verhindert die Umwandlung von Angiotensin I in Angiotensin II (→ RAAS) und den Abbau von Bradykinin
Wirkstoffbeispiele	Sogenannte „**Prile**" (z. B. Ramipril, Enalapril, Captopril, Lisinopril); außer Captopril und Lisinopril sind alle Substanzen ACE-Hemmer-Prodrugs; Wirkeintritt jedoch nicht verzögert

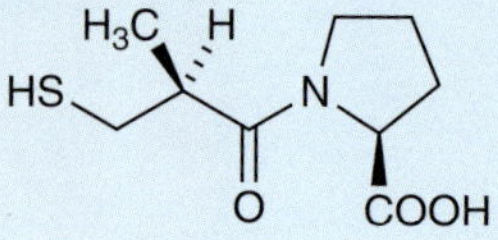

Captopril

Arzneibuchverweise/Analytik

Europäisches Arzneibuch (Ph. Eur.)

- **Monografien:** Ramipril | Enalaprilat-Dihydrat | Enalaprilmaleat | Captopril | Lisinopril-Dihydrat

Vergiftungsumstände

- Akzidentelle Intoxikationen, v. a. im Kindesalter
- Suizidale Intoxikationen

Vergiftungsmechanismus

- **Hemmung des Angiotensin-Converting-Enzyms** und damit verminderte Bildung von Angiotensin II → Blutdruckabfall
- **Hemmung des Bradykininabbaus** → Reizhusten; Angioödem (bei therapeutischer Dosierung)

Vergiftungssymptome

- Hypotonie; Bradykardie
- Schwindel; Müdigkeit; Bewusstseinstrübung
- Elektrolytstörungen: Hyperkaliämie (bei Niereninsuffizienz; gleichzeitige Einnahme mit NSAR)
- Schwitzen; Flush (selten)
- Ventrikuläre Extrasystolen (vereinzelt)
- Akutes Angioödem (Gesicht, Lippen, Zunge): Erstickungsgefahr durch Verlegung der Atemwege

Toxizität/Toxikologische Daten

- Relativ geringe Toxizität: Captopril bis 7500 mg, Enalapril bis 440 mg, Lisinopril bis 420 mg, Ramipril bis 100 mg nicht vital bedrohlich

Therapie/Antidot

Primäre Giftelimination

- Aktivkohle

Symptomatische Behandlung

- Flüssigkeits- und Elektrolytausgleich
- Noradrenalin, Dopamin (selten erforderlich)
- **Angioödem:**
  - Sauerstoffgabe, Intubation in Tracheotomie- oder Koniotomiebereitschaft
  - **C1-Esterase-Inhibitor** (z. B. Berinert®) oder **Icatibant** (z. B. Firazyr®; Antagonist des Bradykininrezeptors Typ 2)
  - Diphenhydramin (→ H_1-Antihistaminikum) und Glucocorticoide meist unwirksam

Vergleiche

- **Jararaca-Lanzenotter** (*Bothrops jararaca*): ACE-Hemmer wurden von einem Pentapeptid des Schlangengiftes (Bradykinin-potenzierendes Peptid, BPP5a) abgeleitet
- **AT1-Rezeptor-Antagonisten:** „Sartane"; Hemmung der Wirkung von Angiotensin II am Typ-1-Rezeptor

4.2 Acetylsalicylsäure und Salicylate

Beschreibung

Acetylsalicylsäure (ASS)

- Nichtopioidanalgetikum aus der Gruppe der **Nichtsteroidalen Antirheumatika (NSAR)**

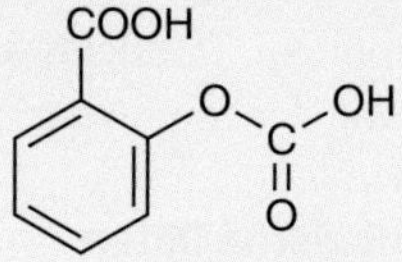

- **Wirkungen:** antipyretisch, analgetisch, antiphlogistisch, thrombozytenaggregationshemmend
- **Wirkmechanismus:** irreversible Hemmung der Cyclooxygenasen (COX-1 und COX-2) → Hemmung der Prostaglandin-(PGI_2-, PGE_2-)Synthese und der Thromboxan-(TXA_2-)Synthese

Weitere Salicylate

- **Salicylsäure:** dermal als Keratolytikum

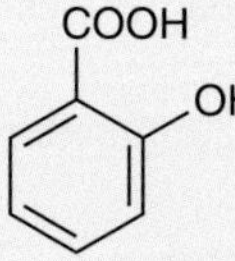

- **Methylsalicylat:** im **Wintergrünöl**, aus *Gaultheria procumbens* oder synthetisch hergestellt; dermal bei Schmerzen und Entzündungen

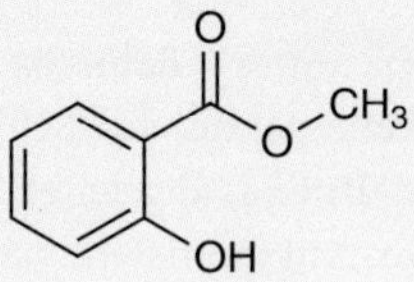

Arzneibuchverweise/Analytik

Europäisches Arzneibuch (Ph. Eur.)

- **Monografien:** Acetylsalicylsäure | Salicylsäure | Weidenrinde | Weidenrindentrockenextrakt

Homöopathisches Arzneibuch (HAB)

- **Monografie:** Gaultheriae aetheroleum (Gehaltsbestimmung Methylsalicylat)

Vergiftungsumstände

- **Akute Vergiftungen:** Überdosierung in suizidaler Absicht; häufig Mischintoxikationen
- Intoxikationen durch Ingestion und großflächige dermale Anwendung von Salicylsäure oder Wintergrünöl (hohe Konzentration an Methylsalicylat), v. a. bei Kindern
- **Chronische Vergiftungen:** v. a. ältere Menschen mit Medikamentenabusus; Polypharmazie; Verwechslungen

Vergiftungsmechanismus

- **Resorptionsverzögerung** durch Bildung von **Bezoaren** und **Pylorospasmus**
- Eigentliche toxische Wirkform: Salicylsäure
- **Cyclooxygenasehemmung:** Bei Überdosierung wird die Arachidonsäure in andere Stoffwechselwege umgeleitet:
  - Entstehung von Prostaglandinen und Leukotrienen mit proinflammatorischen Effekten → **Fieber**, **Hyperthermie**; **interstitielles Lungenödem**
  - Stimulation des Atemzentrums → **Hyperventilation** → respiratorische Alkalose (initial)
  - **Entkopplung der oxidativen Phosphorylierung** (Mitochondrien) → CO_2-Anstieg; Anstieg von Lactat und Pyruvat → **metabolische Azidose mit Anionenlücke**
  - Auswirkung auf Thrombozytenaggregation → **Blutungsneigung** und Glucosestoffwechsel → **Hypoglykämie**
  - Vasokonstriktion der Blutgefäße des Innenohrs → **Tinnitus**

Vergiftungssymptome

Leichte Vergiftungen

- Serumspiegel: Kinder 250–300 mg/L; Erwachsene 600 mg/L
- Übelkeit, Erbrechen, Schwitzen, Tinnitus, Hyperventilation, **respiratorische Alkalose**

Mittelschwere Vergiftungen

- Serumspiegel: Kinder 350–500 mg/L; Erwachsene 500–750 mg/L
- Zusätzliche ZNS-Symptome (Delir, Erregung, Halluzinationen); Hyperthermie; zunehmende Atemdepression; beginnende metabolische Azidose

Schwere Vergiftungen

- Serumspiegel: Kinder > 500 mg/L; Erwachsene > 900 mg/L
- **Lebensbedrohlich; metabolische Azidose mit großer Anionenlücke**; Gerinnungsstörung; gastrointestinale Blutungen; initial Hyper-, später Hypoglykämie; Lungenödem; Nieren- und Lungenversagen; Koma; Krampfanfälle; Hirnödem

Chronische Vergiftungen

- Psychische Veränderungen (oft fehlinterpretiert als hirnorganische Veränderung bei älteren Menschen)
- Tinnitus; Kopfschmerzen
- Petechiale Blutungen im Gastrointestinaltrakt; Gewichtsverlust; Dehydratation

Toxizität/Toxikologische Daten

Acetylsalicylsäure

- Toxisch ab 75–100 mg/kg KG
- LD Kinder: ≥ 400–500 mg/kg KG
- LD Erwachsene: ≥ 30–40 g

Methylsalicylat (Wintergrünöl)

- Enthält 5 g Methylsalicylat pro Teelöffel; 1 Teel. ≙ 7,5 g ASS
- LD Kinder: ≥ (3) 4–10 mL
- LD Erwachsene: ≥ (6)–30 mL

Therapie/Antidot

Primäre Giftelimination

- **Gastroskopie** bei Verdacht auf Bezoarbildung, sonst umgehend **Aktivkohle** (repetitive Gabe); zusätzlich **Darmspülung** erwägen
- Bei vital bedrohlicher Ingestion: **Magenspülung** mit gastroskopischer Kontrolle

Sekundäre Giftelimination

- Serum-/Urinalkalisierung (optimaler Urin-pH-Wert 7,5–8,5) durch Natriumhydrogencarbonat i. v.
- Hämodialyse (bei schweren Vergiftungen)

4

Symptomatische Behandlung

Unter intensivmedizinischer Überwachung, z. B.:

- Intubation und Beatmung unter laufender Kontrolle der Blutgase; **Cave:** Gefährdung durch pCO_2-Anstieg
- Volumen- und Glucosedefizit: Infusionstherapie
- Azidose: **Natriumhydrogencarbonat** i. v.; **Cave:** Hypokaliämie
- Erregungszustände und Krämpfe: Benzodiazepin (Lorazepam)

Vergleiche

Weitere Salicylate

- Intestinal wirkende Antiphlogistika: 5-Aminosalicylsäure (5-ASA; Mesalazin), *p*-Aminosalicylsäure (PAS), Olsalazin, Sulfasalazin

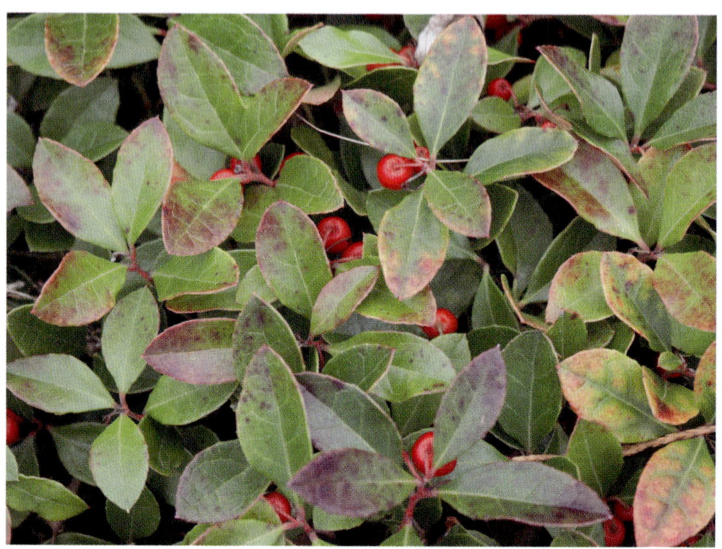

Wintergrün (*Gaultheria procumbens*)

4.3 Amphetamine und andere indirekte Sympathomimetika (Phenylethylaminderivate)

Beschreibung

Info	Gruppe von Wirkstoffen, die chemisch vom **Phenylethylamin** (2-Phenylethylamin) abgeleitet sind

NH_2

Phenylethylamin

Wirkmechanismus	▪ **Indirekte Sympathomimetika** → gesteigerte Freisetzung von Noradrenalin, Dopamin und Serotonin, wirken stimulierend und euphorisierend ▪ Zusätzliche **Wirkungen an Serotoninrezeptoren:** MDMA (**Ecstasy**) und MDEA ▪ Vorwiegend serotonerge Wirkung ($5\text{-}HT_{2A}$-Rezeptor): halluzinogen und psychedelisch wirkende Amphetamine vom Mescalintyp ▪ **Cocain:** zusätzliche lokalanästhetische Wirkung
Vorwiegend stimulierende Wirkung	Beispiele: ▪ **Amphetamin, Methylphenidat:** Therapie ADHS, Narkolepsie ▪ **Methamphetamin:** illegale Droge (Crystal Meth) ▪ **Ephedrin:** Alkaloid aus *Ephedra*-Arten; ähnlich wie Pseudoephedrin in Erkältungspräparaten; Missbrauch zur Herstellung von Methamphetamin ▪ **Cathin/Cathinon:** Alkaloide aus *Catha edulis*; Cathin: früher Anwendung als Appetitzügler; Derivate als illegale Drogen

Vorwiegend stimulierende Wirkung	■ **MDMA** (3,4-Methylendioxymethamphetamin) = Ecstasy; illegale Droge; vgl. MDEA, MDMB ■ **Cocain:** Alkaloid aus *Erythroxylon*-Arten; Anwendung zur Lokalanästhesie am Auge; illegale Droge ■ Vgl. „Crack“: rauchbar als freie Base nach Zusatz von Backpulver/Natron ($NaHCO_3$) oder Hirschhornsalz (NH_4HCO_3)
Halluzinogene Amphetamine	Beispiele: ■ **Mescalin:** Alkaloid aus Peyotl-Kakteen (*Lophophora williamsii*) ■ Weitere: **PMA** (*p*-Methoxyamphetamin); **DOM** (Dimthoxymethylamphetamin), **DOB** (Dimethoxybromamphetamin)

Arzneibuchverweise/Analytik

Europäisches Arzneibuch (Ph. Eur.)

- **Monografien:** Ephedrakraut |Cocainhydrochlorid | Amphetaminsulfat | Ephedrin | Ephedrinhydrochlorid | Methylphenidathydrochlorid | Ephedra vulgaris für homöopathische Zubereitungen (Pflanzenbeschreibung; Gehaltsbestimmung)

Homöopathisches Arzneibuch der Vereinigten Staaten (HPUS)

- **Monografien:** Anhalonium lewinii (Peyotl; Pflanzenbeschreibung) |Erythroxylon coca (Pflanzenbeschreibung)

Vergiftungsumstände

- Ingestion durch Kinder (ADHS-Therapie), auch missbräuchlich
- Überdosierung als illegale (Party-)Drogen: z. B. MDMA (Ecstacy)
- Bodypacker (Cocain)

Vergiftungsmechanismus

- **Indirekte sympathomimetische Wirkung**, v. a. an α-Adrenozeptoren und Dopaminrezeptoren: Überstimulierung des Sympathikus und des dopaminergen Systems
- Zusätzliche serotonerge Effekte (Temperaturregulation) bis hin zum Serotonin-Syndrom; ▸Kap. 4.4, Antidepressiva (Serotonin-Reuptake-Inhibitoren)
- Cocain: zusätzlicher lokalanästhetischer Effekt (→ Natriumkanalblocker; ▸Kap. 4.13, Lokalanästhetika)

Vergiftungssymptome

- **Überstimulierung des Sympathikus:** Unruhe, Angstgefühle, Schlaflosigkeit, Exzitation, Tremor, Tachykardie, Extrasystolie; **Hypertonie**, Mydriasis
- **Serotonerge Wirkungen** (v. a. MDMA, MDEA): Fieber (> 42 °C: **Hyperthermie**), Exsikkose, Halluzinationen, Delir, zerebrale Krampfanfälle
- Hypotonie, Verbrauchskoagulopathie, Schock, Rhabdomyolyse, Leber- und Nierenversagen

Cocain

- Ausgeprägte **vasokonstriktorische Wirkung und Wirkung am Herzen** (Natriumkanalblockade): Tachykardie, Herzrhythmusstörungen, Hypertonie, Angina pectoris, Myokardinfarkt, kardiogener Schock, Rhabdomyolyse
- **ZNS:** Euphorie, Unruhe, Angst, Verwirrtheit, zerebrale Krampfanfälle, Bewusstlosigkeit, Atemstillstand

Toxizität/Toxikologische Daten

- Sehr heterogene Gruppe; toxische Dosis ab 200–300 mg
- Sehr individuelle Toleranzgrenzen; Toxizität wird durch die Begleitumstände (z. B. körperliche Verausgabung beim Tanzen, Alkoholgenuss, Dehydratation) modifiziert
- Todesfälle nach MDMA p. o. ab 1,5 mg/kg KG
- Cocain: p. o. 1–1,2 g; i. v. ab 200 mg

Therapie/Antidot

Symptomatische Behandlung (Beispiele)

- Flüssigkeitsersatz; externe und interne Kühlung bei Hyperthermie
- Benzodiazepine (Diazepam, Lorazepam) gegen Krämpfe
- Blutdrucksenkung, z. B. mit Nitroprussidnatrium

Kein spezifisches Antidot!

- **Sympatholytika:**
  - **Phentolamin** → nichtselektiver α-Adrenozeptorenblocker
  - **Dexmedetomidin** → α_2-Adrenozeptoragonist
  - **Betablocker kontraindiziert!**
- **Cyproheptadin** bei Serotonin-Syndrom; ▸Kap. 4.4, Antidepressiva (Serotonin-Reuptake-Inhibitoren)

Vergleiche

Andere indirekte Sympathomimetika

- **MAO-Hemmer** (Monoaminoxidasehemmer): Antidepressiva (z. B. Tranylcypromin), Antiparkinsonmittel (Selegilin); Gefahr „**Cheese-Syndrom**“: Blutdruckkrisen bei gleichzeitigem Verzehr tyraminhaltiger Nahrungsmittel (z. B. Rotwein, Schokolade, reifer Käse)
- „Serotonin-Syndrom“; ▸Kap. 4.4, Antidepressiva (Serotonin-Reuptake-Inhibitoren)

Weiteres

Grundstoffüberwachungsgesetz (GÜG), Kategorie 1:

- *Ephedra*-Arten (Meerträubel), Ephedrin, Pseudoephedrin, Norephedrin

Betäubungsmittelgesetz:

- Anlage 1: Cathinon, DOM, DOB; MDMA, MDEA, Mescalin, PMA u. a.
- Anlage 2: Coca-Blätter; Methamphetamin
- Anlage 3: Cocain, Methylphenidat, Amphetamin

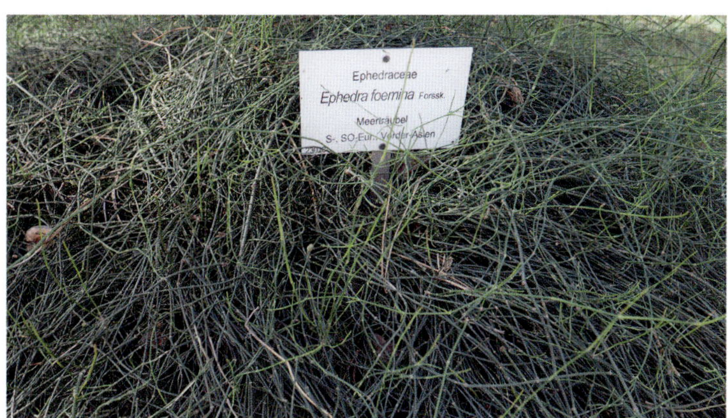

Meerträubel (*Ephedra foemina*)

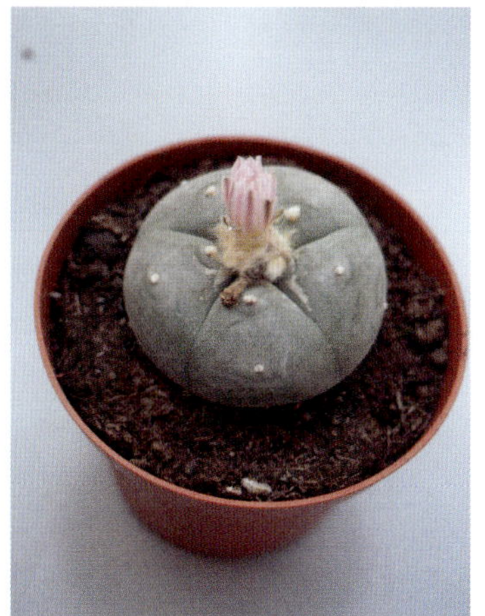

Peyotl-Kaktus

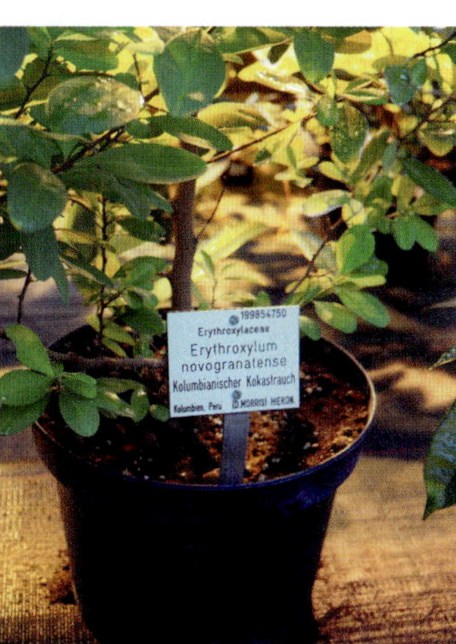

Coca-Strauch

4.4 Antidepressiva (Serotonin-Reuptake-Inhibitoren)

Beschreibung

Info	Arzneistoffgruppe zur Behandlung von Depressionen und verschiedenen Angststörungen
Wirkmechanismus	Serotonin-Reuptake-Inhibitoren (SRI) → Hemmung der Wiederaufnahme von Serotonin (teilweise auch Noradrenalin; SNRI) aus dem synaptischen Spalt und damit Ausgleich eines Serotoninmangels → stimmungsaufhellende, angstlösende Wirkung
Wirkstoffbeispiele	SRI/SNRI (Serotonin-/Noradrenalin-Reuptake-Inhibitoren): Venlafaxin, Duloxetin SSRI (Selektive Serotonin-Reuptake-Inhibitoren): Citalopram, Escitalopram, Fluoxetin, Paroxetin, Sertralin

Arzneibuchverweise/Analytik

Europäisches Arzneibuch (Ph. Eur.)

- **Monografien:** Escitalopram | Escitalopramoxalat | Citalopram als Hydrochlorid und Hydrobromid | Venlafaxin | Duloxetin | Fluoxetin | Paroxetin als Hydrochlorid | Sertralin als Hydrochlorid

Vergiftungsumstände

- Überdosierung in suizidaler Absicht; oft Mischintoxikationen mit Alkohol und anderen Psychopharmaka
- Serotonin-Syndrom auch bei Arzneimittelkombinationen im therapeutischen Bereich möglich

Vergiftungsmechanismus

- Hemmung der Wiederaufnahme von Serotonin und damit Anreicherung des Neurotransmitters
- In schweren Fällen (meist bei Mischintoxikationen mit anderen Psychopharmaka/Antidepressiva): „**Serotonin-Syndrom**"

Vergiftungssymptome

Monointoxikationen

- Übelkeit, Erbrechen, Benommenheit, Schwindel
- Gelegentlich: Extrapyramidal-motorisches Syndrom (EPMS)
- Koma, selten Krampfanfälle, Hypotension, Tachykardie
- Selten Herzrhythmusstörungen und QRS-Verbreiterung (lebensbedrohlich, z. B. bei Venlafaxin)

Serotonin-Syndrom

- Meist bei **Mischintoxikationen** mit anderen Psychopharmaka, v. a. MAO-Hemmer
- Verwirrtheit, Unruhe, Hyperthermie, Schwitzen, Tachykardie, Hypertonie, Myoklonien, Rhabdomyolyse, Hyperreflexie, Rigor
- **Differenzialdiagnose:** NMS (Neuroleptic Malignant Syndrom; ▸Kap. 4.15, Neuroleptika (Antipsychotika)/Dopamin-Antagonisten):
  - NMS: metabolische Azidose; Hepato- und Nephrotoxizität
  - Hyperreflexie und Myoklonie fehlen

Toxizität/Toxikologische Daten

- Mischintoxikationen sind problematischer als Monointoxikationen
- Geringere Toxizität im Vergleich zu tri- und tetracyclischen Antidepressiva (> 10-fache Überdosis wird ohne Lebensgefahr toleriert)

Therapie/Antidot

Primäre Giftelimination

- Aktivkohle

Antidot

- **Cyproheptadin** → Antagonist an H_1-Rezeptoren (Zulassung als Antiallergikum) und Serotoninrezeptoren ($5HT_{1A}$; $5HT_2$); nur oral verfügbar; Dosisbegrenzung beachten
  Cave: Überdosierung löst **anticholinerges Syndrom** aus!

Symptomatische Behandlung

- Krämpfe: Benzodiazepine (z. B. Diazepam oder Lorazepam)
- **Im Falle eines Serotonin-Syndroms:**
  - Sofortiges Absetzen der Medikation; Vitalfunktionen überwachen, Sauerstoffzufuhr, ggf. Intubation und Beatmung, Infusionstherapie
  - Externes und internes Kühlen bei Hyperthermie
  - Benzodiazepine (z. B. Diazepam oder Lorazepam) bei Agitiertheit und Tremor
  - Nichtdepolarisierende Muskelrelaxanzien (z. B. Pancuronium) zur Ruhigstellung der Muskulatur

Vergleiche

- ▸Kap. 4.3, Amphetamine und andere indirekte Sympathomimetika (darin: MAO-Hemmer)
- ▸Kap. 4.5, Antidepressiva (tri- und tetracyclisch)
- ▸Kap. 4.15, Neuroleptika (Antipsychotika)/Dopamin-Antagonisten

4.5 Antidepressiva (tri- und tetracyclisch)

Beschreibung

Info	Arzneistoffgruppe zur Behandlung von Depressionen
Weitere Indikationen	Einsatz als Komedikation bei anderen psychischen Störungen; zur Therapie chronischer Schmerzen und zur Migräneprophylaxe **Achtung:** Einige Wirkstoffe haben erweiterte Indikationen (z. B. Amitriptylin bei persistierender Enuresis nocturna)
Wirkmechanismus	Nichtselektive Monoamin-Reuptake-Inhibitoren (NSMRI) → **Hemmung der Wiederaufnahme von Noradrenalin und Serotonin**; Wirkungen teilweise auch an anderen Rezeptoren
Wirkstoffbeispiele	**Tricyclische Antidepressiva:** Amitriptylin, Doxepin, Imipramin, Clomipramin Amitriptylin **Tetracyclische Antidepressiva:** Maprotilin, Mianserin, Mirtazapin Maprotilin

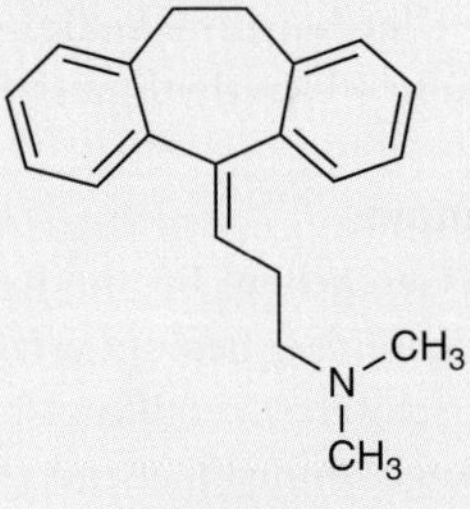

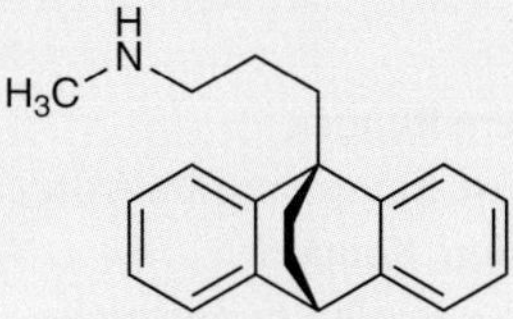

Arzneibuchverweise/Analytik

Europäisches Arzneibuch (Ph. Eur.)

- **Monografien:** Mirtazapin | Alle anderen Wirkstoffe (Amitriptylin, Imipramin, Clomipramin, Mianserin, Maprotilin) als Hydrochloride

Vergiftungsumstände

- Akzidentelle Vergiftungen bei Kindern (Lebensgefahr nach Einzeldosis für Erwachsene!)
- Einnahme größerer Mengen in suizidaler Absicht; häufig Mischintoxikationen mit anderen Psychopharmaka und Alkohol

Vergiftungsmechanismus

- **Hemmung der Wiederaufnahme von Noradrenalin, Serotonin** (und in geringem Maße Dopamin) → Übererregung des ZNS → Koma, Krampfanfälle
- **Blockade muscarinerger Rezeptoren → Anticholinerge Wirkungen** (im therapeutischen Bereich als Nebenwirkungen)
- **Blockade der Alphaadrenozeptoren** (nach initialer Stimulation) → Vasodilatation → Hypotension → Schock
- **Blockade schneller Natriumkanäle** an den Myokardzellen → Kardiotoxische Wirkung → Herzrhythmusstörungen

Vergiftungssymptome

- **Dynamisches Geschehen!** Beginn nach 30–40 Minuten (bis 4 Stunden durch anticholinerg bedingt verzögerte Magenentleerung), kann schnell in ein schweres Vergiftungsbild umschlagen; **drei Schweregrade** (Übergänge können fließend sein)

Leichte Vergiftungen

- **Periphere anticholinerge Symptome** im Vordergrund: Mundtrockenheit, Mydriasis, Harnverhalt, Tachykardie, Fieber

Mittelschwere Vergiftungen

- **Zentralnervöse Symptome** im Vordergrund: Bewusstseinstrübung, Atemdepression, Koma
- Agitiertheit, zerebrale Krampfanfälle

Schwere Vergiftungen

- **Kardiale Symptome:** Blutdruckabfall; Sinustachykardie mit PR-, QRS- und QT-Verbreiterung
- **Herzrhythmusstörungen** unterschiedlicher Art: Bradyarrhythmie, AV-Block, Kammertachykardie (Torsade de Pointes mit QT-Zeit-Verlängerung), Kammerflimmern, Asystolie
- Gemischt metabolisch-respiratorische Azidose

Toxizität/Toxikologische Daten

- Letale Dosis: Erwachsene: ab 1 g
- Schwere Symptome bei 5- bis 10-facher Überschreitung der Tagesmaximaldosis (10–20 mg/kg KG)

Therapie/Antidot

Primäre Giftelimination

- Aktivkohle
- Auslösen von Erbrechen sinnlos (TZAs wirken antiemetisch)

Antidote

- **Natriumhydrogencarbonat** zur Behandlung der kardiovaskulären Symptome und der Azidose
- **Antiarrhythmika** (Lidocain oder Amiodaron)
  Cave: Antiarrhythmika der Klasse 1A und 1C sind kontraindiziert!
- **Physostigmin** (Anticholium®) → reversibler Cholinesterasehemmer; nur bei ausgeprägtem anticholinergem Syndrom. **Keine routinemäßige Gabe!**

Lipid-Rescue-Therapie

- Therapieversuch bei Versagen anderer Optionen

Symptomatische Behandlung (z. B.)

- Benzodiazepine bei schweren Krampfanfällen
- Herz-Kreislauf-Monitoring; Blasenkatheterisierung
- Herz-Kreislauf-Insuffizienz: Herz-Lungen-Unterstützung durch extrakorporale Membranoxygenierung (ECMO)

Vergleiche

Andere Antidepressiva

- ▸Kap. 4.3, Amphetamine und andere indirekte Sympathomimetika (darin: MAO-Hemmer)
- ▸Kap. 4.4, Serotonin-Reuptake-Inhibitoren
- Lithiumsalze

4.6 Antidiabetika und andere Arzneimittel, die Hypoglykämien auslösen

Beschreibung

Insuline und orale Antidiabetika

Insuline	■ **Humaninsulin:** Peptidhormon der Beta-Zellen des Pankreas ■ **Insulinanaloga:** Veränderungen in der Aminosäuresequenz führen zu kurzwirksamen (z. B. Insulin lispro; Humalog®) und langwirksamen (Verzögerungsinsuline, z. B. Insulin glargin; Lantus®) Insulinen

Orale Antidiabetika	■ Restfunktion des Pankreas ist Voraussetzung (Diabetes Typ II)
	■ **Orale Antidiabetika mit Gefahr für Hypoglykämien:**
	  ■ **Sulfonylharnstoffe:** Glimepirid, Glibenclamid, Tolbutamid (in Deutschland a. H.)
	  ■ **Glinide:** Repaglinid, Nateglinid
	■ **Wirkmechanismus:** steigern die Insulinfreisetzung aus den Beta-Zellen des Pankreas → Bindung an den SUR1-Rezeptor → ATP-abhängige K^+-Kanäle werden geschlossen → Öffnung von Ca^{2+}-Kanälen → Insulinfreisetzung

Arzneibuchverweise/Analytik

Europäisches Arzneibuch (Ph. Eur.)

- **Monografien:** Insuline (Insulin aspart, Insulin human, Insulin lispro, Insulin vom Schwein, Insulin glargin, Insulin vom Rind u. a.) | Glucagon human | Glimepirid | Glibenclamid | Tolbutamid | Repaglinid | Nateglinid u. a.

Vergiftungsumstände

Orale Antidiabetika (Sulfonylharnstoffe; Glinide)

- Überdosierungen
- Kombinationstherapie mit Glitazonen, Gliptinen oder GLP-1-Rezeptor-Agonisten
- Akzidentelle Ingestionen durch Kinder

Insuline

Überdosierungen durch:

- Verwendung falscher Insulinspritzen (U40 statt U100, im Notfall, z. B. wenn Insulinpen defekt ist, Peninsuline 100 IE/mL)
- Exogene Glucosezufuhr erniedrigt (vergessene Mahlzeiten; zu langer Spritz-Ess-Abstand)
- Glucoseverbrauch erhöht (außergewöhnliche körperliche Aktivitäten)
- Endogene Glucoseproduktion erniedrigt (Alkoholkonsum; Kinder besonders gefährdet!)
- Insulinclearance erniedrigt (Niereninsuffizienz)

Wirkverstärkung von Insulin und oralen Antidiabetika

Wirkverstärkung durch:

- **Betablocker**; **Cave**: Adrenerge Symptome der Hypoglykämie werden maskiert!
- Clonidin, Salicylate, Antidepressiva, Neuroleptika, Pregabalin, Methylphenidat
- Wirkverstärkung von Sulfonylharnstoffen durch Verdrängung aus der PEB: Fluorochinolone, Salicylate, Phenylbutazon, Cumarine, Sulfonamide, Valproinsäure

Vergiftungsmechanismus

- **Insulin** senkt den Blutzuckerspiegel durch direkte Wirkung → Stimulation der zellulären Aufnahme und des Metabolismus von Glucose und der Glycogensynthese → Hypoglykämie
- Beta-Zellen-stimulierende Effekte der **Sulfonylharnstoffderivate** und der **Glinide** bestehen unabhängig vom Blutzuckerspiegel, auch bei Normo- und Hypoglykämien → Hypoglykämie

Vergiftungssymptome

Hypoglykämie

- **Adrenerge Zeichen** (durch Adrenalinausschüttung; Gegenregulation; wird bei gleichzeitiger Gabe von Sympatholytika, z. B. Betablocker, unterdrückt:
  Unruhe, Überaktivität, Aggressivität, Zittern, kalter Schweiß, Palpitationen, Tachykardie, Speichelfluss, Heißhunger, Blässe, Mydriasis, Stuhl- und Harndrang
- Nausea; Schwindel; Kopfschmerzen
- **ZNS-Symptome (Blutzucker unter 50 mg/dl):**
  Angst, Konzentrationsschwäche, Koordinationsstörungen, Müdigkeit, Verlangsamung, Hyperreflexie, Benommenheit, Verwirrtheit, Sprachstörungen, Sehstörungen, atypisches Verhalten, Parästhesien, transiente Hemiplegie, Delir, psychotische Syndrome
- **Schwere neurologische Störungen (Blutzucker unter 30–40 mg/dl):**
  Krampfanfälle, Bewusstlosigkeit, Koma (Bild des zerebralen Insults bis zur Dezerebrationsstarre)

4

Toxizität/Toxikologische Daten

- **Insulin:** 0,1–0,2 IE/kg KG bei Gesunden; 800–3200 IE bei Diabetikern führen zur irreversiblen Hirnschädigung
- **Orale Antidiabetika:** Gefahr von langanhaltenden Hypoglykämien bei **Sulfonylharnstoffen** am größten

Therapie/Antidot

Engmaschige Blutzuckerkontrolle, Glucosegaben

- **Bei leichter Hypoglykämie** (Patient noch ansprechbar, kooperativ, orientiert): zuerst schnell wirksame Kohlenhydrate, z. B. ein Glas Limonade, Cola, Fruchtsaft oder 10–20 g Traubenzucker; dann langsam wirksame Kohlenhydrate, um erneutes Auftreten einer Unterzuckerung zu vermeiden, z. B. ein Stück Brot oder 1–2 Tassen Milch
- **Bei schwerer Hypoglykämie** (Patient unkooperativ mit zentralen Ausfällen bis zum Koma sowie bei Verdacht auf eine Insulinüberdosis): 50 mL Glucose 40 % im Bolus i. v.

Antidote

- **Octreotid** (Sandostatin®; Analogon des Release-Inhibiting-Hormons Somatostatin): bei Überdosierungen mit Sulfonylharnstoffen → hemmt Produktion von Pankreashormonen (Insulin, Glucagon); s. c., i. m., i. v. anwendbar
- **Glucagon:** Peptidhormon des Pankreas; Gegenspieler zum Insulin; bei Hypoglykämien durch Insuline, orale Antidiabetika oder Betablocker; s. c., i. m., i. v. (GlucaGen®) oder nasal (Baqsimi®) anwendbar

Vergleiche

Weitere orale Antidiabetika (bei Monotherapie keine Hypoglykämiegefahr)

- α-Glucosidasehemmer; z. B. Acarbose
- Biguanide; z. B. Metformin; Gefahr Lactatazidose
- Insulinsensitizer (= „Glitazone"); z. B. Pioglitazon
- SGLT2-(Natrium-Glucose-Cotransporter-2-)Hemmer; z. B. Dapagliflozin, Empagliflozin
- DDP-4-(Dipeptidyl-Peptidase-4-)Hemmer (= „Gliptine"); glucoseabhängige Stimulation der Insulinproduktion → **keine Hypoglykämien**; z. B. Sitagliptin

Inkretinmimetika

- Beta-Zellen-stimulierender Effekt ist glucoseabhängig über den GLP-1-Rezeptor → **keine Hypoglykämien**; Applikation als Injektion; z. B. Exenatid, Liraglutid, Semaglutid

Betarezeptorenblocker

- **Nichtselektive** (β_1/β_2-Blockade; z. B. Propranolol) und **kardioselektive** (β_1-Blockade; z. B. Metoprolol) **Betablocker**
- **Wirkungen:** neg. inotrop, neg. chronotrop, neg. dromotrop
- **Überdosierung:**
  - Herz: Hypotonie, Bradykardie, AV-Block, intraventrikuläre Blockierungen; kardiogener Schock; Asystolie
  - ZNS: Somnolenz bis Koma, Krämpfe

  - Hypoglykämie, Hyperkaliämie, Bronchospasmus, Dyspnoe, Ateminsuffizienz
- **Lipophile Betablocker:** überwinden Blut-Hirn-Schranke (z. B. Propranolol, Metoprolol); starke ZNS-Symptomatik
- **Therapie der Überdosierung:**
  - Primäre Giftelimination: Kohlegabe
  - **Katecholamine** (kompetitiver Antagonismus): Dopamin, Noradrenalin, Adrenalin
  - **Atropin** (bei bradykarden Herzrhythmusstörungen)
  - **Glucagon:** pos. inotrop, chronotrop, dromotrop; Wirkung **gegen Hypoglykämien**
  - Glucose-Insulin-Gabe (High Dose Insulin Euglycaemic Therapy, HIET): Verbesserung des Energiestoffwechsels
  - **Lipid-Rescue-Therapie;** ▸ Kap. 4.13, Lokalanästhetika
  - Passagerer Schrittmacher
  - Allgemeine intensivmedizinische Maßnahmen

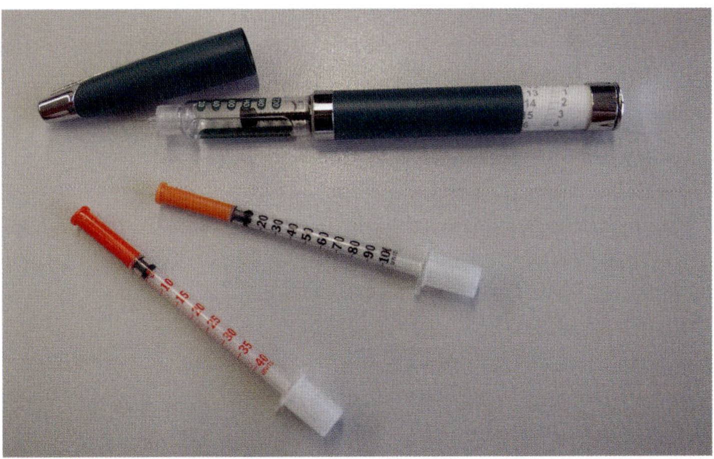

Insulinpen, Insulinspritzen U40 und U100

4.7 H_1-Antihistaminika

Beschreibung

Info	Gruppe von Wirkstoffen, die als **Antiallergika, Sedativa** (1. Generation) und Antiemetika eingesetzt werden
Wirkmechanismus	Antagonismus an H_1-(Histamin-)Rezeptoren; zusätzlich Blockade serotonerger, cholinerger und adrenerger Rezeptoren
1. Generation	Überwindet die Blut-Hirn-Schranke; **zentral wirksam**, sedierend; Einsatz als Sedativa (Diphenhydramin, Doxylamin), Antiemetika (Dimenhydrinat; Salz aus Diphenhydramin und 8-Chlortheophyllin) und Antiallergika (Dimetinden)
2. Generation	Überwiegend **peripher wirksam**; Einsatz als Antiallergika, z. B. Cetirizin, Loratadin, Terfenadin (in Deutschland obsolet)
3. Generation	Aktive Enantiomere (Levocetirizin) oder Metabolite (Desloratadin)

Arzneibuchverweise/Analytik

Europäisches Arzneibuch (Ph. Eur.)

- **Monografien:** Diphenhydraminhydrochlorid | Doxylaminhydrogensuccinat | Dimenhydrinat | Dimetindenmaleat | Cetirizinhydrochlorid | Loratadin | Desloratadin | Terfenadin

Vergiftungsumstände

- Verwechslungen von Präparaten unterschiedlicher Stärken (z. B. Vomex® (Dimenhydrinat) Kleinkinder-, Kinder- und Erwachsenensuppositorien, sog. „look alikes")
- Akzidentelle Überdosierung von Reisekaugummi bei Kindern (SuperPep®; 20 mg Dimenhydrinat)
- Überdosierung aus suizidaler Absicht; häufig Mischintoxikationen
- Missbräuchliche Verwendung als Rauschmittel (anticholinerge Wirkung)

Vergiftungsmechanismus

- 1. Generation: Überwindung der Blut-Hirn-Schranke → ZNS-Wirkungen
- Antagonismus an H_1-Rezeptoren im ZNS: **sedative Wirkung**
- Antagonismus an serotonergen, cholinergen (muscarinergen Acetylcholinrezeptoren → **anticholinerge Symptome**) und adrenergen Rezeptoren

Vergiftungssymptome

- Latenzzeit: 30–120 Minuten; bei Kaugummi wenige Minuten
- Sedierung (1. Generation), Desorientiertheit
- Übelkeit, Schwindel, Erbrechen, Hypotension
- **Anticholinerge Symptome:** Mydriasis, trockene, rote und heiße Haut, Mundtrockenheit, Tachykardie, Hyperthermie, Halluzinationen, Krampfanfälle, Koma
- **Kardiovaskuläre Symptome** (v. a. Terfenadin): Arrhythmien; QT-Verlängerungen; selten Torsade de Pointes → Kammerflimmern (lebensgefährlich)
- Rhabdomyolyse mit CK-Erhöhung, Myoglobinämie → Myoglobinurie → akutes Nierenversagen
- Selten Dyskinesien (Extrapyramidal-motorisches Syndrom, EPMS)

Toxizität/Toxikologische Daten

- **Große Unterschiede in der individuellen Empfindlichkeit**; toxische Wirkungen teilweise schon in therapeutischer Dosierung (Atemdepression und Krampfanfälle bei Säuglingen und Kleinkindern)

- **Dimenhydrinat p. o.:**
  - > 3 mg/kg KG (Erwachsene 250 mg): leichte Symptome
  - > 5 mg/kg KG (Erwachsene 450 mg): leichte anticholinerge Symptome, Krampfanfall möglich
  - > 10 mg/kg KG (Erwachsene 750–1000 mg): Tachykardie, Halluzinationen, Krampfanfall

Therapie/Antidot

Primäre Giftelimination

- Kohlegabe (nicht bei gekautem Kaugummi)

Antidote

- **Physostigmin:** bei anticholinergen Symptomen; indirektes Parasympathomimetikum (reversibler Cholinesterasehemmer)
- **Magnesiumsulfat i. v.:** bei QT-Zeit-Verlängerung; Torsade de Pointes

Symptomatische intensivmedizinische Behandlung

- Benzodiazepine (Diazepam) gegen Krampfanfälle
- Externe Kühlung bei Hyperthermie (Analgetika wirkungslos)
- Infusionstherapie und Urinalkalisierung mit Natriumhydrogencarbonat bei Rhabdomyolyse
- Katecholamine gegen Hypotension; Defibrillation bei Kammerflimmern

Vergleiche

Andere Substanzen, die anticholinerge Symptome auslösen können

- Vergiftungen mit Tropanalkaloiden; ▸Kap. 1.3, Tollkirsche (*Atropa belladonna*)
- ▸Kap. 4.5, Antidepressiva (tri- und tetracyclisch)
- ▸Kap. 4.15, Neuroleptika (Antipsychotika)/Dopamin-Antagonisten

H_2-Antihistaminika

- Hemmung der Magensäureproduktion; z. B. Ranitidin

4.8 Barbiturate

Beschreibung

Info

- Arzneistoffgruppe, die vor Einführung der Benzodiazepine als Schlafmittel verwendet wurde. – Diese Indikation ist heute obsolet!
- **Betäubungsmittelgesetz Anlage III:** z. B. Pentobarbital; Phenobarbital (ausgenommene Zubereitung)

Indikationen

- Heute noch Anwendung als **Narkotika** (Methohexital, Thiopental) und **Antiepileptika** (Phenobarbital)

Wirkmechanismus

- **Verstärkung der GABA-Wirkung** (γ-Aminobuttersäure; inhibitorischer Neurotransmitter) am $GABA_A$-Rezeptor → Verstärkter Cl^--Einstrom führt zu einer Hyperpolarisation von Nervenzellen und damit zur Reduktion der neuronalen Erregbarkeit.
- In höherer Dosierung führt die direkte Wirkung am Chlorid-Kanal zum verstärkten Cl^--Einstrom; GABA wird im Unterschied zu Benzodiazepinen für die Wirkung nicht benötigt.
- Generalisierte Suppression des Hirnstoffwechsels
- Venöse Vasodilatation und Kardiodepression durch negativ inotrope Wirkung

Arzneibuchverweise/Analytik

Europäisches Arzneibuch (Ph. Eur.)

- **Monografien:** Phenobarbital | Phenobarbital-Natrium | Barbital | Barbital-Natrium | Thiopental-Natrium und Natriumcarbonat

Vergiftungsumstände

- Ingestion in suizidaler Absicht, heute insbesondere von medizinischem Fachpersonal (Verfügbarkeit) und in den Entwicklungsländern
- Verwendung für den assistierten Suizid
- **Historie:** Als Barbiturate noch als Schlafmittel verschrieben wurden, waren sie häufig genutzte Mittel zum Suizid; berühmte Beispiele: Marilyn Monroe, Klaus Mann, Stefan Zweig

Vergiftungsmechanismus

- Generalisierte Suppression des ARAS (Ascending Reticular Activating System), des Kleinhirns und des **Atemzentrums** → **Koma**, **Atemdepression**
- Direkte Wirkung auf das Herz → **Kardiodepression**
- Direkte Wirkung auf die **zentrale Wärmeregulation** → **Hypothermie**

Vergiftungssymptome

- Leichtere Vergiftungen ähnlich Alkoholintoxikation: Sedierung, Dysarthrie, Schwindel, Ataxie, Verwirrtheit
- Bewusstlosigkeit → **Koma** mit Hypothermie, Hypotonie und Bradykardie
- Atemdepression → **Atemstillstand**
- Dekubitus (sog. „Barbituratblasen“)
- Komplikationen: akutes Nierenversagen; Aspirationspneumonie; Lungen- und Hirnödem

Toxizität/Toxikologische Daten

- **Geringe therapeutische Breite**
- **Letale Dosis:** Phenobarbital p. o. 4–6 g

Therapie/Antidot

Primäre Giftelimination

- Aktivkohle (repetitive Gabe über Nasensonde unter Intubationsschutz); **Cave**: Aspirationsgefahr durch Sedierung!
- **Sekundäre Giftelimination:** beschleunigte renale Elimination von Phenobarbital durch Alkalisierung des Urins mit **Natriumhydrogencarbonat** i. v., aber auch durch Hämodialyse möglich

Kein spezifisches Antidot!

Symptomatische Behandlung unter intensivmedizinischer Überwachung

- z. B. Intubation und Beatmung; Erwärmung; Katecholamine gegen Hypotonie

Vergleiche

Andere GABA-Agonisten

- ▸ Kap. 4.9, Benzodiazepine und Z-Substanzen
- Muscimol; ▸ Kap. 2.2, Fliegenpilz (*Amanita muscaria*)/Pantherpilz (*Amanita pantherina*)
- Ethanol

4.9 Benzodiazepine und Z-Substanzen

Beschreibung

Benzodiazepine

Wirkmechanismus	▪ Verstärkung der Wirkung des **inhibitorischen Neurotransmitters** GABA (γ-Aminobuttersäure) durch **allosterische Modulation des $GABA_A$-Rezeptors** ▪ Dadurch verstärkter Cl^--Einstrom; führt zu einer Hyperpolarisation von Nervenzellen und damit zur Reduktion der neuronalen Erregbarkeit ▪ **Achtung:** GABA muss für die Wirkung der Benzodiazepine vorhanden sein **(Unterschied zu den Barbituraten!)**
Wirkungen	▪ Sedativ-hypnotisch; antikonvulsiv; anxiolytisch; muskelrelaxierend ▪ Amnestisch (v. a. Flunitrazepam) ▪ Euphorisierend
Wirkstoffbeispiele	▪ **Kurzwirksam:** Midazolam (HWZ ca. 2 Stunden) ▪ **Mittellang wirksam:** Flunitrazepam (HWZ 10–30 Stunden) ▪ **Lang wirksam:** Diazepam (HWZ 50–80 Stunden durch langwirksame, aktive Metaboliten)

Z-Substanzen

Wirkmechanismus	▪ Ähnlich den Benzodiazepinen; ebenfalls allosterische Modulation am $GABA_A$-Rezeptor ▪ Anwendung als Schlafmittel
Wirkstoffbeispiele	▪ **Zolpidem:** keine anxiolytischen und muskelrelaxierenden Wirkungen ▪ **Zopiclon:** Wirkungen sehr ähnlich den Benzodiazepinen; auch muskelrelaxierend

Arzneibuchverweise/Analytik

Europäisches Arzneibuch (Ph. Eur.)

- **Monografien:** Benzodiazepine (Midazolam, Lorazepam, Diazepam, Flunitrazepam u. a.) | Z-Substanzen (Zolpidemtartrat, Zopiclon) | Flumazenil

Vergiftungsumstände

- Ingestion in suizidaler Absicht; meist Mischintoxikationen
- Überdosierung bei Missbrauch

Vergiftungsmechanismus

- Generalisierte Suppression der Spinalreflexe und des ARAS (Ascending Reticular Activating System) → **Koma, Atemdepression**
- Herz-Kreislauf-Stillstand nach rascher i. v. Injektion

Vergiftungssymptome

- Benommenheit; Dysarthrie; Ataxie (Sturzgefahr); Hypotension; „Sleep-like-Koma"; Hypothermie
- Atemdepression → **Atemstillstand**
- Paradoxe Effekte bei Kindern und Senioren (Unruhe, Reizbarkeit, Aggressivität, Halluzinationen)
- Retrograde oder anterograde Amnesien möglich

Toxizität/Toxikologische Daten

- Insgesamt **große therapeutische Breite** (bis 15–20-fache Überschreitung p. o.), insbesondere nach chronischer Anwendung und bei Abusus
- Todesfälle bei Monointoxikationen selten; Gefahr durch Mischintoxikationen mit anderen Sedativa und Alkohol

Therapie/Antidot

- **Bis 5-fache therapeutische Dosis (oral):** kontrolliert ausschlafen lassen!

Primäre Giftelimination

- **Aktivkohle**; viele der Substanzen unterliegen dem enterohepatischen Kreislauf.
- **Achtung: Aspirationsgefahr durch Sedierung!**

Antidot

- **Flumazenil (Anexate®)** → Benzodiazepinantagonist; **Strenge Indikationsstellung!**
  - **Achtung:** Sedierung wird aufgehoben; Krampfbereitschaft erhöht; Entzugssymptomatik
  - Kontraindikationen u. a. Epileptiker; Mischintoxikationen mit tri- und tetracyclischen Antidepressiva (Auslösung eines Krampfanfalls); Alkoholiker (Entzugssymptomatik verstärkt)
  - Kurze Wirkungsdauer; Wiederholung nach 1–2 Stunden oder Dauerinfusion notwendig!

Symptomatische Behandlung

- Intensivmedizinische Überwachung (v. a. Atemfrequenz und Sauerstoffsättigung); Sauerstoffgabe; Infusionstherapie

Vergleiche

Andere GABA-Agonisten

- **γ-Hydroxybuttersäure:**
  - „K.-O.-Tropfen“; „Liquid Ecstasy“
  - Zulassung bei Narkolepsie (4-Hydroxybutansäure, Xyrem®)
- Barbiturate; ▸ Kap. 4.8
- Muscimol; ▸ Kap. 2.2, Fliegenpilz (*Amanita muscaria*)/Pantherpilz (*Amanita pantherina*)
- Alkohol (Ethanol)
- Baclofen (Muskelrelaxans)

4.10 Botulinumtoxin

Beschreibung

Erreger	*Clostridium botulinum*, obligat anaerobes grampositives sporenbildendes Stäbchen (bildet Exotoxine)
Toxine	▪ Exotoxine: zinkhaltige Metalloproteasen ▪ Sieben unterschiedliche Toxine; relevant beim Menschen sind Typ A (v. a. in den USA); Typ B (v. a. in Europa); Typ E (v. a. in Meeresfrüchten), Typ F
Vorkommen	▪ Ubiquitär; Erdboden, Meereswasser (Typ E) ▪ Vermehrung und Toxinbildung in Lebensmitteln unter Luftabschluss (anaerob), die nicht sauer eingelegt sind (pH > 4,5); v. a. in hausgemachten Konserven (Gemüse-, Obst-, Wurst- und Fleischkonserven) oder anderen luftdichten Verpackungen; im Räucherfisch und Räucherschinken; im Honig (Säuglingsbotulismus)
Typisches Zeichen	▪ „Bombage" der Konserven (nicht immer)
Toxin-Zerstörung	▪ Durch Erhitzen (über 80 °C) ▪ Erreger ist sensibel im sauren Bereich (Magensäure)
Anwendung	▪ Als Injektion in der **Kosmetik** zur Faltenglättung (Botulinumtoxin A) ▪ Als **Arzneimittel** zur Behandlung bei zervikaler Dystonie (Torticollis) sowie z. B. bei Spasmen, Hyperhidrosis, Blasenfunktionsstörungen und chronischer Migräne; teilweise Off-label-Use

4

Arzneibuchverweise/Analytik

Europäisches Arzneibuch (Ph. Eur.)

- **Monografien:** Botulinumtoxin Typ A zur Injektion | Botulinumtoxin Typ B zur Injektion

Vergiftungsumstände

- **Lebensmittelbotulismus:** v. a. durch Verzehr hausgemachter Konserven; nach Hausschlachtungen („Wurstvergiftung")
- **Säuglingsbotulismus:** Umstellung von Muttermilch auf andere Nahrung; Süßen mit Honig nicht für Kinder < 1 Jahr!
  Aufnahme der Erreger mit anschließender Toxinproduktion im Darm (auch möglich im Erwachsenenalter, z. B. nach Magenresektion)
- **Wundbotulismus:** durch mit Sporen kontaminierte Spritzen bei Drogenabhängigen (sehr selten)
- **Iatrogen:** unsachgemäße Anwendung von Botulinum-Präparaten bei therapeutischer Anwendung und in der ästhetischen Medizin
- **Kosmetik:** unsachgemäße Anwendung im Rahmen sogenannter „Botox-Partys"
- **Bioterrorismus**: Botulinumtoxin (*Clostridium botulinum*) gehört zur Kategorie A der bioterroristisch relevanten Erreger und Toxine

Vergiftungsmechanismus

- **Toxine:** langanhaltende Blockade der Freisetzung von Acetylcholin aus den präsynaptischen Vesikeln durch Spaltung verschiedener Exozytoseproteine
- **Wirkungen:**
  - **Präganglionär an Sympathikus und Parasympathikus** (nicotinerge Acetylcholinrezeptoren; Ganglienblockade)
  - **Postganglionär am Parasympathikus** (muscarinerge Acetylcholinrezeptoren; Parasympathikusblockade)
  - An der **motorischen Endplatte** (nicotinerge Acetylcholinrezeptoren)
- **Lebensmittelbotulismus:** direkte Aufnahme des Toxins
- **Säuglingsbotulismus:** Aufnahme des Erregers, vermehrt sich im kindlichen Darm und produziert dort das Toxin

Vergiftungssymptome

Dreiphasiger Verlauf

1. **Latenzphase:**
   Abhängig vom Toxintyp, der Dosis und Art der Intoxikation bzw. Infektion:
   - Lebensmittel: einige Stunden bis 3 Tage
   - Säuglingsbotulismus: bis 10 Tage
   - Wunden: 4–14 Tage; ohne Fieber
2. **Gastrointestinale Symptomatik:**
   - Übelkeit, Erbrechen, Diarrhö
3. **Neurologische Symptome:**
   Frühestens 24 Stunden nach Ingestion, mit symmetrisch schlaffer Lähmung, wobei zuerst die Hirnnerven (HN) befallen werden:
   - III. HN (N. oculomotorius): Mydriasis, Ptosis, **Akkomodationsstörungen**
   - VI. HN (N. abducens): Strabismus convergens, **Doppelbilder**
   - IX. HN (N. glossopharyngeus): Schluckstörungen, Mundtrockenheit
   - X. HN (N. vagus): Heiserkeit; Regurgitation von Flüssigkeit aus der Nase
   - XII. HN (N. hypoglossus): Artikulationsstörungen

Weitere Vergiftungssymptome

- Obstipation → Ileus, Hypotonie, Tachykardie, generalisierte Muskelschwäche → Areflexie
- **Lähmung der Atemmuskulatur (v. a. bei Typ A):** ohne Beatmung tödlich; **das Bewusstsein bleibt vollständig erhalten**
- Obstipation und Augensymptome: können über Wochen anhalten
- **Säuglingsbotulismus:** zunehmende Obstipation; Schluckschwierigkeiten; ausdrucksloses Gesicht; allgemeine Muskelschwäche mit Verlust der Kopfkontrolle; Bewegungsarmut, Dyspnoe

4

Toxizität/Toxikologische Daten

Orale Aufnahme

- **Letale Dosis:** 0,1–1 µg des Toxintyp A gelten als potenziell letal; LD p. o. 0,1–1,0 ng/kg KG

Parenterale Applikation

- **Letale Dosis:** 35 ng; LD_{50} (Maus) 1 ng Toxintyp A/kg KG; davon ist die Einheit „Mouse Unit“ (MU) abgeleitet.
- **Cave:** Unterschiedliche Botulinumpräparate sind bzgl. ihrer Einheiten (Units) nicht ineinander umrechenbar; Gehalt an Toxin A differiert!
- **Beispiel:** Botox®: 100 Units (Allerganeinheiten) = 0,73 ng Botulinumtoxin A; tödliche Dosis wird auf 3000 Units geschätzt, entspricht 30 Ampullen à 100 Units

Therapie/Antidot

Primäre Giftelimination

- Keine Magenspülung!
- Endoskopische Entfernung kontaminierter Nahrungsreste
- Wirksamkeit von Aktivkohle und Laxanzien sind nicht belegt

Antidot

- BAT® **(Botulism Antitoxin Heptavalent (A, B, C, D, E, F, G), Equine)** nur in den ersten 48 Stunden nach Ingestion toxinhaltiger Nahrungsmittel sowie bei Wundbotulismus mit rasch fortschreitender neurologischer Symptomatik; Import aus Kanada
- **Achtung:** hohe Nebenwirkungsrate (Fremdeiweiß; Gefahr Anaphylaxie); strenge Indikationsstellung; vorherige intrakutane Allergietestung

Symptomatische Behandlung/intensivmedizinische Überwachung

- Bereits bei milden klinischen Zeichen indiziert
- Frühzeitig Intubation und Beatmung
- Magensonde, Darmrohr, Blasenkatheter
- **Neostigmin** oder **Pyridostigmin** (→ reversible Cholinesterasehemmer)
- Anregung der Darmperistaltik, z. B. mit Metoclopramid (MCP)

Vergleiche

Infektionsschutzgesetz: Meldepflicht nach §§ 6 und 7

Andere Toxine mit Einfluss auf Acetylcholin oder Angriff an den Acetylcholinrezeptoren

- **Cholinesterasehemmer** (indirekte Parasympathomimetika); ▸ Kap. 5.1, Alkylphosphate (Phosphorsäureester) und andere Cholinesterasehemmer
- **Parasympathomimetika** (Agonisten an muscarinergen Acetylcholinrezeptoren); ▸ Kap. 2.7, Ziegelroter Risspilz (*Inocybe erubescens*) und Verwandte
- **Parasympatholytika** (Antagonismus an muscarinergen Acetylcholinrezeptoren); ▸ Kap. 1.3, Tollkirsche (*Atropa belladonna*) und andere Nachtschattengewächse
- **Periphere Muskelrelaxanzien** (Angriff an nicotinergen Acetylcholinrezeptoren der motorischen Endplatte):
  - **Stabilisierend:** „Curaretyp"; Antidot: Neostigmin
  - **Depolarisierend:** z. B. Suxamethoniumchlorid; ▸ Kap. 4.12, Inhalationsnarkotika/Maligne Hyperthermie
- **Ganglienblocker:**
  - Nicotin; ▸ Kap. 5.9, Nicotin (Zigaretten)
  - Coniin; ▸ Kap. 1.7, Gefleckter Schierling (*Conium maculatum*)
  - Cytisin; ▸ Kap. 1.11, Gemeiner Goldregen (*Laburnum anagyroides*; *Cytisus laburnum*)

4

4.11 Calciumantagonisten

Beschreibung

Info	Antihypertonika; Antiarrhythmika der Klasse 4
Wirkmechanismus	Calciumkanalantagonismus an der α-Untereinheit des L-Typ-Calciumkanals am Myokard und der glatten Gefäßmuskulatur der Arterien → verminderter Calcium-Einstrom in Phase II der Depolarisation → Vasodilatation; negativ inotrope Wirkung; antiarrhythmische Wirkung
Indikationen	Hypertonie; Angina pectoris; Herzrhythmusstörungen
3 Typen	■ **Nifedipintyp:** Dihydropyridinstruktur; vorwiegend vasoaktive Wirkung; z. B. Amlodipin ■ **Verapamiltyp:** Phenylalkylaminstruktur; vasoaktive Wirkung und bereits in niedrigen Dosen kardiodepressiv ■ **Diltiazemtyp:** Benzothiazepinstruktur; vasoaktive Wirkung und bereits in niedrigen Dosen kardiodepressiv

Arzneibuchverweise/Analytik

Europäisches Arzneibuch (Ph. Eur.)

- **Monografien:** Amlodipinbesilat | Nifedipin | Verapamilhydrochlorid | Diltiazemhydrochlorid

Vergiftungsumstände

- Akzidentelle Intoxikationen; v. a. im Kindesalter
- Suizidale Anwendung

Vergiftungsmechanismus

- Hemmung des Calciumeinstroms an der Zellmembran der Gefäße (Arterien) → Vasodilatation
- Zusätzlich Abnahme der myokardialen Kontraktilität (v. a. Verapamil- und Diltiazemtyp)
- Hemmung der Insulinsekretion an Beta-Zellen

Vergiftungssymptome

- Hypotonie
- Herz: initial Tachykardie; später Sinusbradykardie; AV-Blockade; kardiogener Schock; Herzstillstand
- Krampfanfälle, ischämischer Hirninfarkt
- Lungenödem
- Darmnekrosen (Retardpräparate vom Verapamiltyp)
- Hyperglykämie; Hyperkaliämie

Toxizität/Toxikologische Daten

- Toxikologisch relevant ist jede Überschreitung der therapeutischen Dosierung
- Herzkranke Patienten sind deutlich empfindlicher
- Retardpräparate sind besonders problematisch; können lebensbedrohliche Zustände über mehrere Tage hervorrufen

Therapie/Antidot

Primäre Giftelimination

- Aktivkohle (auch wiederholt); gastrointestinale Lavage (v. a. bei Vergiftung mit Retardpräparaten)

Antidote

- Calciumsalze (**Calciumchlorid**; Calciumgluconat)
- **Lipid-Rescue-Therapie:** Therapieversuch in schweren Fällen von Verapamil- oder Diltiazemintoxikationen
- **Methylenblau**: Therapieversuch bei katecholaminrefraktärer Hypotension

Symptomatische Behandlung

- EKG-Monitoring; Flüssigkeitsgabe (Infusion); Gabe von Katecholaminen und Atropin; ggf. passagerer Schrittmacher
- **Glucose-Insulin-Infusionen** (High Dose Insulin Euglycaemic Therapy; HIET)
- **Glucagon:** pos. inotrope, pos. chronotrope Wirkung → vgl. Intoxikation mit Betablockern
- Refraktärer kardiogener Schock: Herz-Lungen-Unterstützung durch extrakorporale Membranoxygenierung (ECMO)

Vergleiche

Andere Antiarrhythmika

- Klasse 1: Natriumkanalblocker; ▸Kap. 4.13, Lokalanästhetika
- Klasse 2: Betablocker; ▸Kap. 4.6, Antidiabetika und andere Arzneimittel, die Hypoglykämien auslösen
- Klasse 3: Kaliumkanalblocker

Weiteres

▸Kap. 5.7, Flusssäure und Fluoride → Antidot: **Calciumgluconat**

4.12 Inhalationsnarkotika/Maligne Hyperthermie

Beschreibung

Inhalationsnarkotika	■ Substanzen aus der Gruppe der halogenierten Kohlenwasserstoffe ■ **Wirkstoffe:** Isofluran; Desfluran, Sevofluran ■ Früher: Halothan (außer Handel)
Succinylcholin	■ **Synonym:** Suxamethoniumchlorid ■ Peripher angreifendes, depolarisierendes Muskelrelaxans

Arzneibuchverweise/Analytik

Europäisches Arzneibuch (Ph. Eur.)

- **Monografien:** Isofluran | Desfluran | Sevofluran | Halothan | Suxamethoniumchlorid

Arzneibuch der Vereinigten Staaten (USP)

- **Monografie:** Dantrolene Sodium

Vergiftungsumstände

- **Narkose** mit den oben genannten **Inhalationsnarkotika** und/oder Anwendung von **Succinylcholin**
- Lachgas und Xenon lösen keine Maligne Hyperthermie aus.

Vergiftungsmechanismus

Maligne Hyperthermie (MH)

- **Dysregulation des skelettmusklären Calciumstoffwechsels**
- Ursache: **Mutation des Ryanodin-Rezeptors Typ 1 (RyR1; Ca^{2+}-Freisetzungskanal)**, der den Ca^{2+}-Einstrom aus dem sarkoplasmatischen Retikulum (SR) in das Zytosol der Muskelzelle reguliert. Ca^{2+} dient als „Second Messenger", welcher die Aktin-Myosin-Interaktion einleitet und damit zur Muskelkontraktion führt.

4

- Die Gabe von Inhalationsnarkotika bewirkt eine starke **Ca^{2+}-Freisetzung** und führt zur Dauerkontraktion der Muskulatur, zu exzessivem ATP-Verbrauch und zu hypermetabolischer Produktion von CO_2, Lactat und Wärme.
- Succinylcholin führt ebenfalls zu verstärktem Ca^{2+}-Einstrom und kann eine MH auslösen bzw. verstärken.

Vergiftungssymptome

- Masseterspasmus länger als 2 Minuten; kann bei Anwendung von Succinylcholin im Rahmen der Anästhesie erstes Zeichen einer beginnenden MH sein
- Hyperkapnie, respiratorische und metabolische Azidose
- Tachykardie, Tachypnoe
- Generalisierte skelettmuskuläre Rigidität
- **Hyperthermie** (rapider Anstieg der Körpertemperatur um 1–2 °C bis auf über 41 °C)
- **Rhabdomyolyse** → Myoglobinämie → Myoglobinurie führt zum akuten Nierenversagen

Toxizität/Toxikologische Daten

- Genetische Disposition (Chromosom 19; autosomal-dominanter Erbgang); Prävalenz 1 : 1556 bis 1 : 3000
- Klinische Inzidenz bei Allgemeinanästhesien: 1 : 15 000 (Kinder) bzw. 1 : 50 000 (Erwachsene)
- Unbehandelt führt die MH in ca. 80 % der Fälle zum Tode.

Therapie/Antidot

Sofortmaßnahmen

- **Sofortige Unterbrechung der Narkose und der Relaxation!**
- Entfernung des Verdampfers
- Weiterführung der Narkose als totale intravenöse Anästhesie (TIVA)
- Deutschlandweite 24-Stunden-Hotline: 07571 100 2828

Antidot

- **Dantrolen i. v.:** direkt wirkendes Muskelrelaxans; hemmt die Freisetzung von Ca^{2+} aus dem sarkoplasmatischen Retikulum der Skelettmuskulatur und dadurch die elektromechanische Kopplung

Symptomatische Behandlung

- Hyperventilation mit 100 % Sauerstoff (Frischgasflow 10–15 l/min)
- Alkalisierung mit $NaHCO_3$; Anregung der Diurese mit Mannitol oder Furosemid
- Externe und interne Kühlung: Kältematten; gekühlte Infusionen und Spülung von Magen, Rektum und Blase
- Extrakorporale Membranoxygenierung (ECMO)

Vergleiche

- **Dinitrophenol (DNP):** illegale Verwendung als „Fatburner"; führt durch Entkopplung der oxidativen Phosphorylierung der Atmungskette zur Hyperthermie; keine genetische Disposition!
- Malignes neuroleptisches Syndrom; ▸ Kap. 4.15, Neuroleptika (Antipsychotika)/Dopamin-Antagonisten
- Serotonin-Syndrom; ▸ Kap. 4.4, Antidepressiva (Serotonin-Reuptake-Inhibitoren)

4

4.13 Lokalanästhetika

Beschreibung

Info	Arzneistoffgruppe zur örtlich begrenzten Schmerzausschaltung ohne Beeinträchtigung des Bewusstseins; Unterscheidung zwischen Oberflächen-, Leitungs- und Regionalanästhesie
Wirkmechanismus	**Blockade spannungsabhängiger Natriumkanäle** → Na^+-Einstrom blockiert → Depolarisation und Weiterleitung von Aktionspotenzialen verhindert
Wirkstoffbeispiele	**Estertyp:** Cocain (Lokalanästhetikum am Auge); Procain („Neuraltherapie"), Chloroprocain, Benzocain (Oberflächenanästhesie)

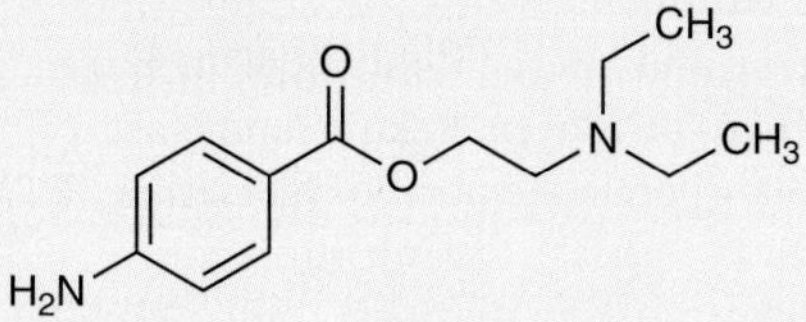

CH_3 O N CH_3 O H_2N

Procain
(Ester der 4-Aminobezoesäure)

Amidtyp: Lidocain (auch Antiarrhythmikum), Prilocain, Mepivacain, **Bupivacain, Levobupivacain, Ropivacain**

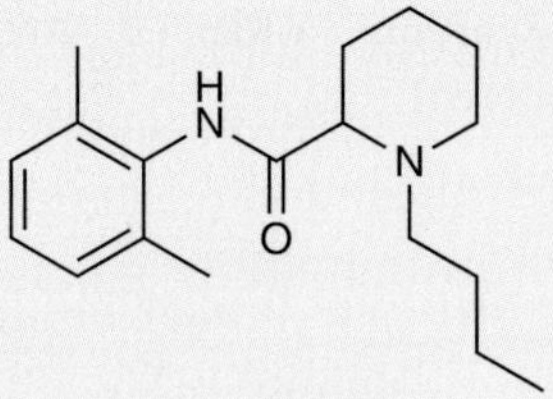

H N N O

Bupivacain (Amidtyp)

Arzneibuchverweise/Analytik

Europäisches Arzneibuch (Ph. Eur.)

- **Monografien:** Cocainhydrochlorid | Procainhydrochlorid | Benzocain | Lidocain | Lidocainhydrochlorid-Monohydrat | Prilocain | Prilocainhydrochlorid | Mepivacainhydrochlorid | Bupivacainhydrochlorid | Ropivacainhydrochlorid-Monohydrat

Vergiftungsumstände

- **Iatrogen: akzidentelle Punktion von Blutgefäßen** bei peripheren Blockaden mit lipophilen Lokalanästhetika
- **Lidocain:** Überdosierung bei der Anwendung als Antiarrhythmikum
- **Cocain:** Missbrauch als psychotrope Substanz; ▸Kap. 4.3, Amphetamine u. a. andere indirekte Sympathomimetika (Phenylethylaminderivate)

Vergiftungsmechanismus

LAST (Local Anesthetic Systemic Toxicity)

- Blockade spannungsabhängiger Natriumkanäle im ZNS und im Herzen → **Neurotoxizität; Kardiotoxizität**

Weitere Mechanismen

- Allergische Reaktion v. a. auf Lokalanästhetika vom Estertyp (v. a. Procain)
- MetHb-Bildung (Articain, Benzocain, Bupivacain, Lidocain, Prilocain, Procain, Tetracain)

Vergiftungssymptome

ZNS-Symptome (initial)

- Kopfschmerzen, Verwirrtheit, Konzentrationsstörung, Ohrgeräusche/Tinnitus, Sehstörungen, Dysarthrie, metallische Dysgeusie, periorales Taubheitsgefühl, Myoklonus, Krampfanfälle, Koma, Atemstillstand

Kardiale Symptome (später)

- Initial: Hypertonie/Tachykardie (v. a. bei Adrenalinzusatz)
- Nachfolgend: Hypotonie/Bradykardie, Sinusknotenarrest, QR-Zeit-Verlängerung, AV-Block, ventrikuläre Extrasystolen, Torsade de Pointes, Kammerflimmern, Asystolie

Toxizität/Toxikologische Daten

- Je lipophiler das Lokalanästhetikum und je länger die Wirkung, desto höher die Toxizität: **Bupivacain (höchste Toxizität)** > Levobupivacain > Ropivacain

Therapie/Antidot

Sofortmaßnahmen

- **Lokalanästhetika-Zufuhr beenden!**
- Sicherstellung einer adäquaten Oxygenierung; ggf. Intubation und Beatmung

Antidote

- **Bei schweren LAST-Ereignissen** (schwere Kreislaufdepression, Kreislaufstillstand):
  - **„Lipid-Rescue-Therapie": 20%ige Lipidemulsion i. v.** (z. B. ClinOleic® 20 %, SMOFLipid® 20 % als Off-label-Use)
  - **Diskutierter Mechanismus:** sofortige Applikation eines Lipid-Bolus → Lipidvesikel nehmen lipophile Lokalanästhetika in der Blutbahn („lipid sink") und in Geweben mit hoher Perfusion (Herz, Gehirn) auf („Scavenging") → Umverteilung in periphere Kompartimente („Shuttle-Effekt"); weitere kardioprotektive Wirkungen der Lipide
- Methämoglobinämie: MetHb > 30 %: Toluidinblau®

Symptomatische Behandlung

- Therapie der Krampfanfälle mit Benzodiazepinen oder Propofol; kardiopulmonale Reanimation (CPR) und ECMO bei Kreislaufstillstand

Vergleiche

„Lipid-Rescue-Therapie" bei anderen schweren Intoxikationen mit lipophilen Pharmaka

- ▸ Kap. 4.11, Calciumantagonisten
- ▸ Kap. 4.5, Antidepressiva (tri- und tetracyclisch)
- Betablocker

Andere Natriumkanalblocker

- **Tetrodotoxin** (TTX; Gift des Kugelfischs); **Saxitoxin** (Muschelgift/ Algengift)
- Antiarrhythmika der Klasse 1
- Pyrethrine und Pyrethroide (Insektizide; Pflanzenschutzmittel)

Natriumkanalöffner

- Aconitin; ▸ Kap. 1.1, Blauer Eisenhut (*Aconitum napellus*)
- Batrachotoxin (Pfeilgiftfrösche der Gattung *Phyllobates*)

Andere Methämoglobinbildner

- ▸ Kap. 5.11, Nitrate und Nitrite (Salze und Ester)
- 4-DMAP (Antidot); ▸ Kap. 5.3, Blausäure (HCN) und Cyanide

Tetrodotoxin (TTX)

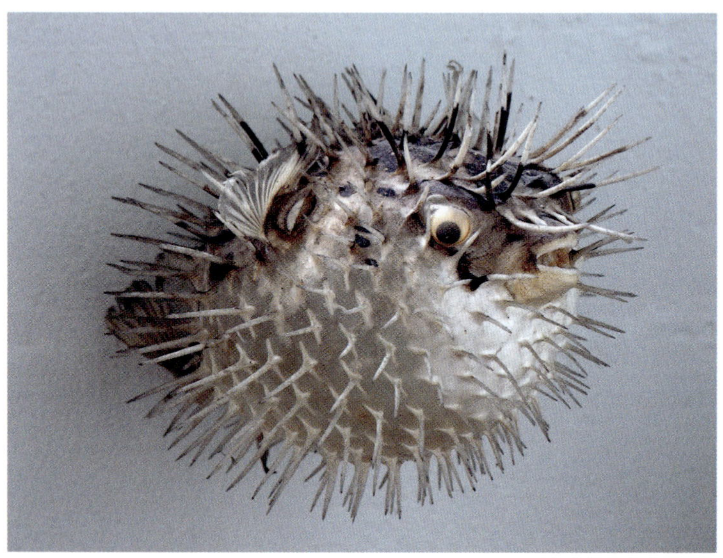

Präparierter Igelfisch (enthält Tetrodotoxin)

4.14 Methotrexat (MTX)

Beschreibung

Info	▪ Arzneistoff mit **antineoplastischer, immunsuppressiver** und **antiinflammatorischer** Wirkung
Wirkmechanismus	▪ **Antimetabolit der Folsäure** (Vitamin B_9); hemmt die Dihydrofolatreduktase (DHFR) → Synthese der Purin-Nucleotide (AMP, GMP) gestört → DNA- und RNA-Synthese gestört ▪ **Immunmodulation** durch Hemmung der Chemotaxis neutrophiler Granulozyten und Suppression der Zytokin-Wirkung von IL-1, IL-6, IL-8 und TNF
Indikationen	▪ **Zytostatikum** (Hochdosistherapie i.v. oder intrathekal) ▪ **Immunsuppressivum** (DMARD; Niedrigdosistherapie 5–20 mg; **1-mal wöchentlich** oral oder s.c.) bei rheumatoider Arthritis, schwerer Psoriasis vulgaris und Psoriasis-Arthritis

Arzneibuchverweise/Analytik

Europäisches Arzneibuch (Ph. Eur.)

- **Monografien:** Methotrexat | Pemetrexed-Dinatrium-2,5-Hydrat

Vergiftungsumstände

- Anwendungsfehler: täglich anstatt 1-mal wöchentlich
- Niereninsuffizienz und Folsäuremangel: erhöhte Toxizität; deshalb bei Verwendung als Immunsuppressivum obligate Folsäuregabe 24 Stunden nach MTX-Applikation

4

- Interaktionen durch gleichzeitige Einnahme anderer Arzneimittel, die renal eliminiert werden: NSAR, insbesondere Acetylsalicylsäure → Erhöhung der Toxizität von MTX
- Retention von MTX in Flüssigkeitsräumen (Aszites oder Pleuraerguss) → HWZ erhöht → Toxizität erhöht; deshalb kontraindiziert bei „drittem Raum“

Vergiftungsmechanismus

- Störung der DNA- und RNA-Synthese (siehe Wirkmechanismus) → **zytotoxische Wirkung**
- Nephrotoxizität: direkte glomeruläre und tubuläre Schädigung
- Hepatotoxizität: hepatozelluläre Schädigung

Vergiftungssymptome

- Übelkeit, Erbrechen, Anorexie
- Mukositis (gesamter Gastrointestinaltrakt) → Ulzerationen, Blutungen
- Knochenmarksdepression (Panzytopenie): Anämie, Agranulozytose, Thrombozytopenie; Immundepression → Tod durch Sepsis
- Leber- und Nierenfunktionsstörungen

Toxizität/Toxikologische Daten

- Fließender Übergang von Nebenwirkungen zu Vergiftungen; 2 mg/d über 6 Tage gelten als potenziell letal
- Erhöhte Toxizität bei gleichzeitiger Gabe von Cotrimoxazol, NSAR, Penicillinen, anderen Zytostatika, Strahlentherapie, Niereninsuffizienz und Folsäuremangel

Therapie/Antidot

Primäre Giftelimination

- Aktivkohle

Antidote

- **Tetrahydrofolsäure (Folinsäure):** auch bei kritischem Abfall der Leukozyten unter MTX-Therapie („Leucovorin-Rescue“; obligat bei Hochdosistherapie mit MTX)
  Achtung: Folsäure ist nicht wirksam!

- **Glucarpidase:** Carboxypeptidase G2 spaltet MTX in inaktive Metabolite; in den USA und in der EU zugelassen (Voraxaze®); Einsatz bei Komplikationen innerhalb von 60 Stunden nach Beginn der Hochdosistherapie mit MTX

Symptomatische Behandlung

- Spiegelbestimmung
- Infusionstherapie und Alkalisierung des Urins mit Natriumhydrogencarbonat
- Antibiose (Breitbandantibiotikum)
- Bei Panzytopenie: Bluttransfusion, Thrombozytenkonzentrate, Granulozyten-Kolonie-stimulierender Faktor (G-CSF)

Vergleiche

Andere Antimetabolite

- **Folsäureantagonist:** Pemetrexed
- **Pyrimidinantagonisten:** 5-Fluorouracil (5-FU; Wirkverstärkung durch Folinsäure); Capecitabin (Prodrug von 5-FU)
- **Purinantagonisten:** 6-Mercaptopurin; Azathioprin (Prodrug)

Weitere Substanzen

- ▸Kap. 5.9, Methanol (Antidote: Ethanol, Fomepizol, **Folsäure**)

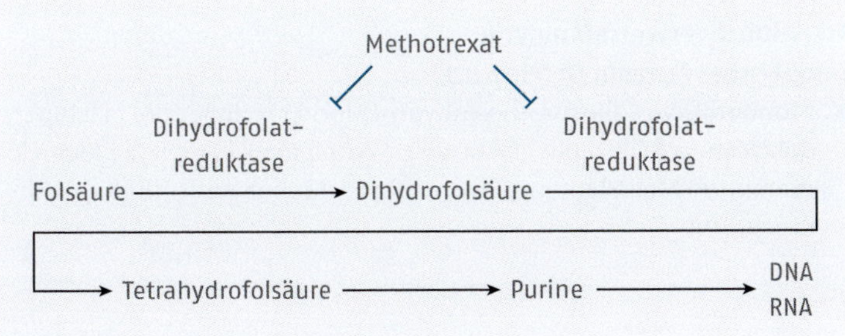

Wirkmechanismus von Methotrexat (MTX)

4

4.15 Neuroleptika (Antipsychotika), Dopamin-Antagonisten

Beschreibung

Info	Arzneistoffgruppe zur Behandlung von Psychosen (**Antipsychotika**) und je nach Wirkspektrum weiteren Indikationen, wie z. B. Depressionen, Erregungszuständen, Schlafstörungen und Narkosevorbereitung. – In der Psychiatrie wird allgemein nur noch die Bezeichnung **Antipsychotika** verwendet.
Wirkmechanismus	**Antagonismus an Dopaminrezeptoren** (insbesondere D_2-Rezeptoren) und anderen Rezeptoren (z. B. Serotoninrezeptoren, H_1-Rezeptoren) des ZNS
Wirkstoffgruppen	**Klassische Neuroleptika (1. Generation):** ▪ **Phenothiazinderivate:** Chlorprothixen, Perazin ▪ **Butyrophenonderivate:** Haloperidol, Melperon **Atypische Neuroleptika:** Clozapin, Olanzapin, Aripiprazol, Sulpirid **Metoclopramid:** Antiemetikum/Prokinetikum

Arzneibuchverweise/Analytik

Europäisches Arzneibuch (Ph. Eur.)

- **Monografien:** Chlorprothixenhydrochlorid | Haloperidol | Haloperidoldecanoat | Clozapin | Olanzapin | Aripiprazol | Sulpirid | Metoclopramid | Metoclopramidhydrochlorid-Monohydrat |Biperidenhydrochlorid

Vergiftungsumstände

- Überdosierung in suizidaler Absicht; oft Mischintoxikationen mit Alkohol und anderen Psychopharmaka
- Akzidentelle Vergiftungen bei Kindern

Vergiftungsmechanismus

- **Antagonismus an Dopaminrezeptoren** → extrapyramidal-motorisches Syndrom (EPMS)
- Interaktionen an weiteren Rezeptoren in ZNS und Herz-Kreislauf-System

Vergiftungssymptome

- **Extrapyramidal-motorisches Syndrom (EPMS):**
  Vor allem bei klassischen Neuroleptika und Metoclopramid: Frühdyskinesie, akute Dystonie, Parkinsonoid, Akathisie, Tasikinesie Rigor, Zwangshaltung bis zum Opisthotonus, Trismus, Grimassieren, Tremor, muskuläre Hypotonie, Sprach-, Schluck- und Sehstörungen, Speichelfluss, Atemstörungen
- Benommenheit, Müdigkeit; seltener Erregung
- Orthostatische Dysregulation, Hypotonie, Tachykardie; **Miosis**
- **Anticholinerge Symptome:** Mundtrockenheit, Harnverhalt, Tachykardie; keine Mydriasis!
- **Kardiovaskuläre Symptome:** QTc-Zeit-Verlängerung, QRS-Verbreiterung → Tachyarrhythmie → Torsade de Pointes
- **Malignes neuroleptisches Syndrom (MNS):** Rigor, Hyperthermie, Schwitzen, Lactatazidose → Rhabdomyolyse
- **Generalisierte tonisch-klonische Krampfanfälle**
- Spezifische Symptome: Agranulozytose durch Clozapin

Toxizität/Toxikologische Daten

- Extrapyramidal-motorisches Syndrom (EPMS), anticholinerge Symptome und Hypotonie können schon in therapeutischen Dosen auftreten.
- Schwerwiegende Überdosierungen treten v. a. bei klassischen Neuroleptika auf.

4

Therapie/Antidot

Primäre Giftelimination

- Aktivkohle

Antidot

- **Biperiden (Akineton®) zur Behandlung des EPMS** (zentrales Parasympatholytikum; Antagonist an muscarinergen Acetylcholinrezeptoren)

Symptomatische Behandlung

- Ventrikuläre Tachyarrhythmie: Lidocain oder Amiodaron
- Torsade-de-Pointes-Tachykardie: Magnesiumsulfat
- Krampfanfälle: Benzodiazepine
- Hypotonie: Noradrenalin

Vergleiche

- **Anticholinerges Syndrom**; ▸Kap. 4.5, Antidepressiva (tri- und tetracyclisch)
- **Serotonin-Syndrom**; ▸Kap. 4.4, Antidepressiva (Serotonin-Reuptake-Inhibitoren)
- **Maligne Hyperthermie**; ▸Kap. 4.12, Inhalationsnarkotika/Maligne Hyperthermie

4.16 Opiate, Opioide, Opioidanalgetika

Beschreibung

Opium Eingetrockneter Saft der unreifen Samenkapseln von Schlafmohn (*Papaver somniferum*)

Opiumalkaloide Morphinantyp: Morphin, Codein, Thebain

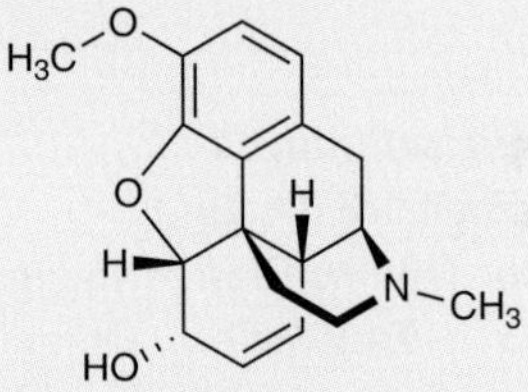

Codein

Isochinolintyp: Noscapin, Papaverin

Opiate Struktur direkt von Morphin abgeleitet (z. B. Heroin, Hydrocodon, Dextromethorphan):

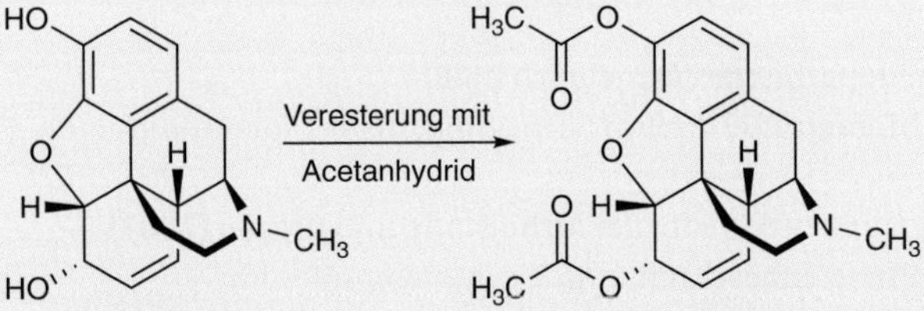

Morphin — Veresterung mit Acetanhydrid → Heroin

Opioide Andere Struktur; z. B. Fentanyl, Buprenorphin, Tilidin (in Kombination mit Naloxon im Handel)

Wirkmechanismus Agonisten an verschiedenen Opioidrezeptoren (μ, κ, δ); → Schmerzstillung über Aktivierung des antinozizeptiven Systems

Indikationen	
	■ Schmerztherapie (z. B. Morphin, Fentanyl) ■ Husten (z. B. Codein) ■ Analgosedierung (Alfentanil, Remifentanil, Sufentanil) ■ Substitutionstherapie (z. B. Methadon, Buprenorphin)

Arzneibuchverweise/Analytik

Europäisches Arzneibuch (Ph. Eur.)

- **Monografien:** Opium (Beschreibung, Mikroskopie) | Eingestelltes Opiumpulver | Eingestellter Opiumtrockenextrakt | Eingestellte Opiumtinktur | Codeinhydrochlorid-Dihydrat | Codein-Monohydrat | Codeinphosphat-Hemihydrat | Codeinphosphat-Sesquihydrat | Morphinhydrochlorid | Morphinsulfat | Fentanyl | Fentanylcitrat | Buprenorphin | Buprenorphinhydrochlorid | Tilidinhydrochlorid-Hemihydrat | Loperamidhydrochlorid | Naloxonhydrochlorid-Dihydrat, Naltrexonhydrochlorid

Homöopathisches Arzneibuch (HAB)

- **Monografie:** Opium (siehe Eingestellte Opiumtinktur, Ph. Eur.)

Hagers Enzyklopädie der Arzneistoffe und Drogen (2007)

- **Pflanzenbeschreibung:** Papaver somniferum

Britisches Arzneibuch (BP)

- **Monografie:** Diamorphine Hydrochloride

Vergiftungsumstände

- Drogenszene: Heroin, Fentanylderivate (Injektion; Inhalation; auch in Kombination mit Xylazin); Dihydrocodein; Tilidin, Tramadol; Methadon (Substitution)
- Bodypacker (v. a. Heroin)

- Überdosierung von Schmerzpflastern durch falsche Anwendung (z. B. Zerschneiden, Kombination mit Wärmeanwendung) oder in suizidaler Absicht
- Entzugssymptomatik von Neugeborenen drogenabhängiger Mütter (Heroin, Methadon)
- Missbrauch von nicht verschreibungspflichtigen Arzneimitteln wie Loperamid und Hustenstillern mit Dextromethorphan; siehe Vergleiche

Vergiftungsmechanismus

- **Agonismus an Opioidrezeptoren:** μ; κ; δ
- Interaktion mit μ_2-Rezeptoren im Atemzentrum → Atemdepression

Vergiftungssymptome

Klassische Trias

- **ZNS-Depression:** Somnolenz bis Koma
- **Atemdepression:** Verlangsamung der Atmung (Bradypnoe) und Verminderung des Atemvolumens; Atemstillstand (Apnoe)
- **Miosis**; in seltenen Fällen Mydriasis (z. B. Pethidin; Dextromethorphan)

Weitere Symptome

- Bradykardie, Hypotonie; Hypothermie; Lungenödem; Muskeldehnungsreflexe vermindert; Erbrechen; verminderte Darmgeräusche; Miktionshemmung

Toxizität/Toxikologische Daten

- Sehr heterogen, abhängig von Stoff, Applikationsroute und Gewöhnung
- Morphin: Erwachsener (nicht gewöhnt) parenteral < 100 mg, p. o. 300–1500 mg
- Fentanyl: 100-mal stärker als Morphin; tödliche Dosis ab 2 mg; einige Fentanylderivate 2000-mal stärker als Morphin

Therapie/Antidot

Primäre Giftelimination

- Aktivkohle
- Darmlavage nach Retardpräparaten und bei Bodypackern erwägen

Antidot

- **Naloxon i.v. oder nasal** (→ Opioidrezeptorantagonist)
- **Cave:** Kürzere HWZ als die meisten Opioide (Ausnahme: Fentanyl) → Rezidiv der Symptome einer Überdosierung, z.B. Atemdepression, Koma; Auslösung von Opioidentzugssymptomen bei zu schneller Verabreichung und zu hoher Dosierung

Symptomatische Behandlung unter intensivmedizinischer Überwachung

- Intubation und Beatmung

Vergleiche

Betäubungsmittelgesetz

- Ausgenommene Zubereitungen aus Anlage III: z.B. Codein; Tilidin in fester Form in Kombination mit Naloxon; Opium ab D6; Papaver somniferum ab D4

Grundstoffüberwachungsgesetz (GÜG)

- Acetanhydrid (Kategorie II; Grundstoff zur Synthese von Heroin)

Andere Opioide

- **Dextromethorphan (DXM):** Agonist am σ_1-Opioidrezeptor; NMDA-Rezeptor-Antagonist und Agonismus an Serotoninrezeptoren (Risiko eines Serotonin-Syndroms); Indikation: Hustenstiller, neuropathische Schmerzen; Missbrauch (insbesondere der Kapseln); **Naloxon als Antidot unsicher wirksam!**

Peripherer Opioidrezeptoragonist

- **Loperamid:** Agonist am µ-Opioidrezeptor im Darm; Indikation: Diarrhö; überwindet Blut-Hirn-Schranke im Normalfall nicht; bei Missbrauch durch gleichzeitige Einnahme von Verapamil oder Chinin wird der Auswärtstransporter (P-Glycoprotein) gehemmt → Loperamid kann Blut-Hirn-Schranke überwinden

Andere Opioidrezeptorantagonisten

- **Naltrexon** (Antagonist am µ- und δ-Opioidrezeptor; oral wirksam; Verwendung als Antidot und zur Entwöhnungsbehandlung)
- **Methylnaltrexon, Naldemedin, Naloxegol** (peripher wirksame Antagonisten am µ-Opioidrezeptor im Darm; Behandlung der opioidinduzierten Obstipation)

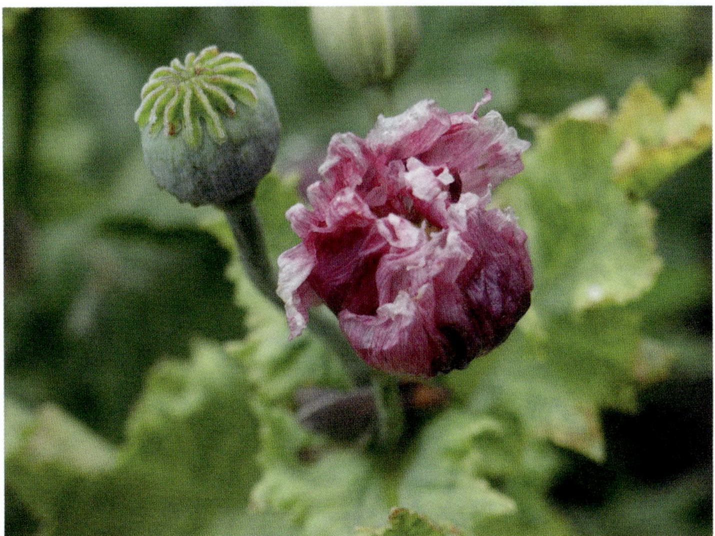

Schlafmohn (*Papaver somniferum*), Blüte und Kapsel

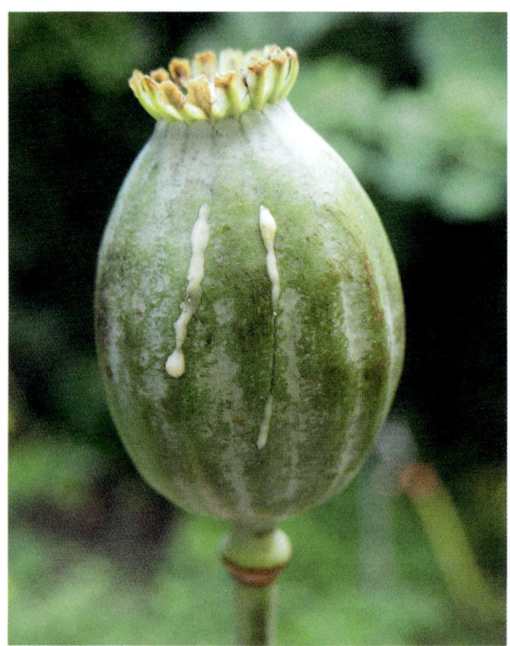

Angeritzte Mohnkapsel mit austretendem Milchsaft

4.17 Orale Antikoagulanzien: Cumarinabkömmlinge (Vitamin-K-Antagonisten)

Info	Vitamin-K-Antagonisten: ■ Medikamentöse Prophylaxe von Thrombosen und Embolien, z. B. nach Herzinfarkt ■ Chemische Mittel zur Bekämpfung von Nagetieren (v. a. Ratten, Mäuse)
Wirkmechanismus	Synthese Vitamin-K-abhängiger Gerinnungsfaktoren (II, VII, IX, X sowie Proteine C, S, Z) in der Leber wird blockiert
Medikamente	**Phenprocoumon** (Marcumar®); **Warfarin** (Coumadin®)
Rodentizide	**Warfarin**; **„Superwarfarine"** bzw. LWA (langwirksame Antikoagulanzien der 2. Generation): z. B. Brodifacoum, Bromadialon
Cumarinhaltige Pflanzen	z. B. Zimtrinde, insbesondere Cassia-Zimt (*Cinnamomum cassia*); Waldmeister (*Galium odoratum*); Tonkabohne (*Coumarouna odorata*)

Arzneibuchverweise/Analytik

Europäisches Arzneibuch (Ph. Eur.)

- **Monografien:** Warfarin-Natrium | Warfarin-Natrium-Clathrat | Zimtrinde | *all-rac* Phytomenadion

Homöopathisches Arzneibuch (HAB)

- **Monografien:** Galium odoratum (Beschreibung der Pflanze) |Cinnamomum verum (siehe Zimtrinde Ph. Eur.)

Deutscher Arzneimittel-Codex (DAC)/Neues Rezeptur Formularium (NRF)

- **Monografie:** Phenprocoumon

4

Vergiftungsumstände

- Überdosierung bei Patienten unter Antikoagulanzientherapie
- Versehentliche Ingestion von Rodentiziden, insbesondere Kinder; bei wiederholter (protrahierter) Ingestion: Verdacht auf Münchhausen- bzw. Münchhausen-by-proxy-Syndrom
- Ingestion aus suizidaler Absicht

Vergiftungsmechanismus

- Hemmung der Blutgerinnung durch Hemmung der Synthese Vitamin-K-abhängiger Gerinnungsfaktoren

Vergiftungssymptome

- **Verzögerter Wirkeintritt** nach 12–24 Stunden (Phenprocoumon); bei LWA (Rodentizide) später
- Bei einmaliger Ingestion nichtantikoagulierter Patienten: keine gravierenden Gerinnungsstörungen
- **Blutungen:** Hämaturie, Nasenbluten, Zahnfleischbluten, Magenblutung, rektale Blutung, Hämatome nach Bagatelltrauma, innere Blutungen inkl. zerebraler Blutungen möglich
- Blutungsneigung kann nach Ingestion von LWA über Wochen anhalten
- Blutungsschock: Zyanose, Tachypnoe, Tachykardie, flacher, fadenförmiger Puls, Hypotonie

Toxizität/Toxikologische Daten

- Medikamente: Jede Überschreitung der Erhaltungsdosis kann zur Blutungsneigung führen (Quick-Wert < 15 % bzw. INR > 4,5).
- Rodentizide: „**Superwarfarine**" der 2. Generation sind gefährlicher; Blutgerinnung über lange Zeit (teilweise Wochen!) gehemmt
- Cumaringehalt in Lebensmitteln (zubereitete Speisen): max. 2 mg/kg; Verwendung von Ceylon-Zimt statt Cassia-Zimt (höherer Cumaringehalt) empfohlen

Therapie/Antidot

Sofortmaßnahmen

- **Kein Erbrechen auslösen, keine Magenspülung! (Blutungsgefahr!)**

Primäre/sekundäre Giftelimination

- **Aktivkohle:** bei Rodentiziden wiederholte Kohlegabe; Unterbrechung des **enterohepatischen Kreislaufs**

Antidot

- **Vitamin K_1 (Phytomenadion; Konakion®):** oral, Abstand mind. 2 Stunden zur Kohlegabe; i.v. nur langsam und wenn keine orale Gabe möglich ist; Dosierung in Abhängigkeit vom Quick-Wert bzw. INR; bei Rodentiziden längerfristige Verabreichung bis Gerinnungsparameter stabil bleiben

Symptomatische Behandlung unter intensivmedizinischer Überwachung

- **Bei Blutungsschock:** Sauerstoff; Volumensubstitution; Vasopressoren (Katecholamine); Erythrozytenkonzentrate; Prothrombinkomplex-Präparat (PPSB) oder FFP

Vergleiche

DOAKs (direkte orale Antikoagulanzien)

- Direkter Eingriff in die Blutgerinnungskaskade; keine verzögerte Wirkung!
- **Direkter Thrombininhibitor:** Dabigatran (Pradaxa®)
  Antidot: Idarucizumab (Praxbind®)
- **Direkte Faktor-Xa-Inhibitoren:** Apixaban (Eliquis®), Edoxaban (Lixiana®), Rivaroxaban (Xarelto®)
  Antidot: Andexanet alfa (Ondexxya®)

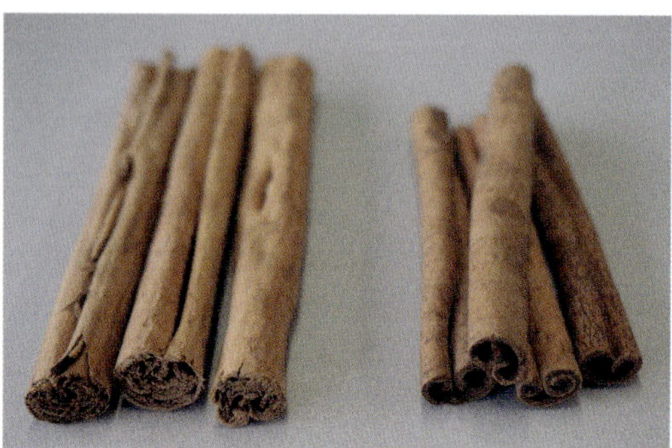

Ceylon-Zimt (links) und Cassia-Zimt (rechts)

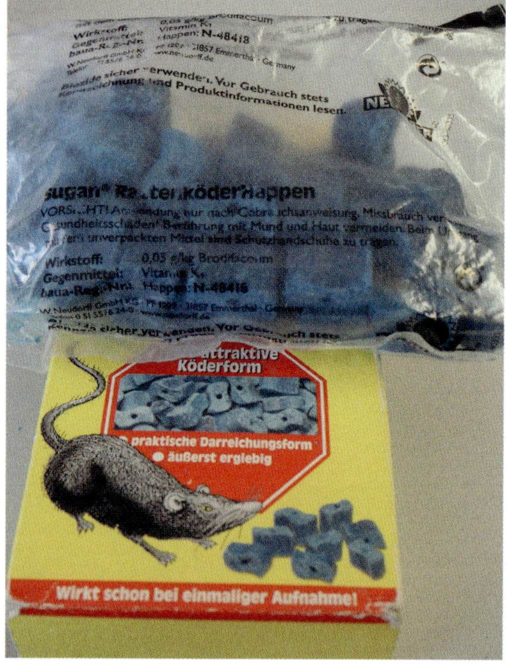

Rattenköder mit Brodifacoum

4.18 Paracetamol

Beschreibung

Info	Schmerzmittel; **Nichtopioidanalgetikum**; Arzneistoff mit **analgetischer** und **antipyretischer** Wirkung
Paracetamol	*para*-(Acetylamino)-phenol; Synonym (engl.): Acetaminophen
Darreichungsformen	Suppositorien (75–1000 mg); Tabletten (500 mg); Saft; Infusionslösung (1000 mg; Perfalgan®; verschreibungspflichtig); Bestandteil verschiedener Kombinationspräparate gegen Schmerzen und grippale Infekte (z. B. WICK MediNait®) **Apothekenpflicht**; ab 10 g/Packung **Verschreibungspflicht** in Deutschland (seit 2009)

4

Arzneibuchverweise/Analytik

Europäisches Arzneibuch (Ph. Eur.)

- **Monografien:** Paracetamol | Acetylcystein

Vergiftungsumstände

- Kinder: Verwechslung der Zäpfchen mit denen für ältere Geschwisterkinder oder Erwachsene („look alikes“)
- Einnahme in suizidaler Absicht (Ingestion mehrerer Tablettenpackungen)
- Überdosierung bei Erkältungskrankheiten („verstecktes“ Paracetamol in rezeptfreien Kombinationspräparaten)
- Überdosierung durch wiederholte Einnahme bei akuten Schmerzzuständen (z. B. Zahnschmerzen am Wochenende)
- **Cave:** Keine Apothekenpflicht in verschiedenen europäischen Ländern, Großpackungen (50 Stück und mehr) im Handel

Vergiftungsmechanismus

- Entgiftung durch körpereigenes Glutathion möglich (bis der Glutathionvorrat aufgebraucht ist)
- Bei hoher Dosierung Umwandlung von Paracetamol durch Oxidation (Phase-I-Reaktion) in der Leber zum hepatotoxischen Metaboliten ***N*-Acetyl-*p*-benzochinonimin (NAPQI)**
- NAPQI bindet kovalent an SH-Gruppen von Strukturproteinen der Leberzellen → **hepatotoxische Wirkung (Leberzellnekrosen)**

Vergiftungssymptome

Vierphasiger Verlauf

1. **Stadium (bis 24 Stunden):**
   - Unspezifische gastrointestinale Symptome (Übelkeit, Blähungen, Erbrechen und Appetitlosigkeit)
2. **Stadium (24–48 Stunden):**
   - Kurzfristige Besserung des Allgemeinbefindens
   - Beginnende Leberschädigung; Transaminasen erhöht; Abfall Gerinnungsfaktoren; Bilirubin erhöht
3. **Stadium (3.–4. Tag):**
   - Manifeste Leberschädigung mit Ikterus und hämorrhagischer Diathese
   - Metabolische Azidose
   - Hypoglykämie
4. **Stadium (5. Tag):**
   - Leberzerfall mit hepatischer Enzephalopathie (Coma hepaticum); Foetor hepaticus
   - Bewusstlosigkeit, Krämpfe, Kollaps
   - Hepatorenales Syndrom (Nierenversagen)
   - Tod

Toxizität/Toxikologische Daten

- **Hepatotoxische Dosis beim Erwachsenen:** 6–7 g; 150–200 mg/kg KG; Leberschädigung schon ab 4 g/d möglich
- Gefährdung steigt bei Vorschädigung der Leber (Hepatitis), Therapie mit Antiepileptika (Induktion von CYP2E1), chronischem Alkoholmissbrauch, exzessivem Fasten und Essstörungen (Anorexia nervosa)

Therapie/Antidot

Primäre Giftelimination

- Kohlegabe (wegen Erbrechen und schlechter Bindung wenig effektiv)

Antidot

- ***N*-Acetylcystein** (Fluimucil®; i. v.-Schema); Ziel: Substitution von Cystein als Baustein für Synthese von Glutathion
- So frühzeitig wie möglich (innerhalb 8–10 Stunden); großzügige Indikationsstellung!

Symptomatische Therapie

- Leber- und Nierenversagen: Albumindialyse, Hämodialyse
- In schweren Fällen und wenn das Antidot nicht frühzeitig gegeben wurde: **Lebertransplantation**

Vergleiche

Andere hepatotoxische Substanzen, gegen die *N*-Acetylcystein eingesetzt werden kann

- ▸Kap. 2.3, Grüner Knollenblätterpilz (*Amanita phalloides*): Kombination mit Silibinin
- ▸Kap. 2.6, Frühjahrs-Giftlorchel (*Gyromitra esculenta*)

Weitere Substanzen

- Chloroform, Tetrachlormethan, Acrylnitril, Methacrylnitril u. a.

4

Mechanismus der Paracetamol-Vergiftung und Wirkung des Antidots *N*-Acetylcystein

5 Chemikalien

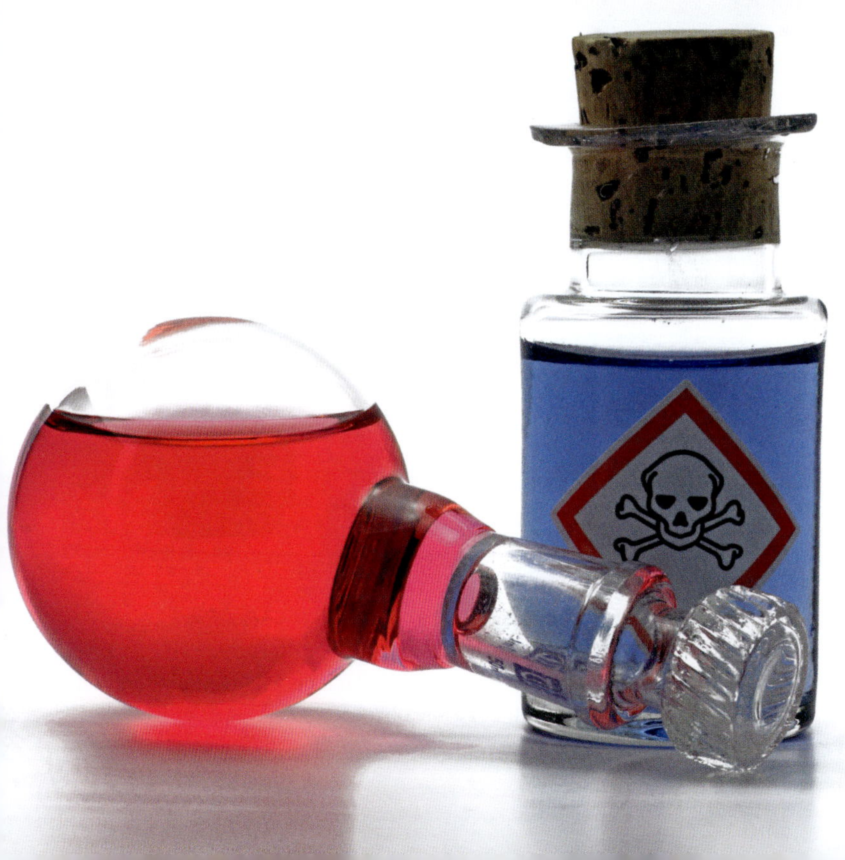

5.1 Alkylphosphate (Phosphorsäureester) und andere Cholinesterasehemmer

Beschreibung

Pflanzenschutzmittel Vor allem Insektizide: alle obsolet! (z. B. Parathion, Dimethoat, Dichlorvos)

Chemische Kampfstoffe Sarin, Soman, Tabun, VX, Kampfstoffe der Nowitschok-Reihe

Allgemeine Struktur der Alkylphosphate

Schrader-Formel

$R^2{-}P(R^1)(X){=}O$ oder $R^2{-}P(R^1)(X){=}S$

Beispielstrukturen

Dimethoat (Bi 58): $H_3C{-}O{-}P(=S)(O{-}CH_3){-}S{-}CH_2{-}C(=O){-}NH{-}CH_3$

Parathion (E 605): $H_3C{-}CH_2{-}O{-}P(=S)(O{-}CH_2{-}CH_3){-}O{-}C_6H_4{-}NO_2$

Sarin: $(H_3C)(CH_3)CH{-}O{-}P(=O)(F){-}CH_3$

Arzneibuchverweise/Analytik

Bundesamt für Verbraucherschutz und Lebensmittelsicherheit

- BVL-Liste (Informationen über zugelassene Pflanzenschutzmittel): Alkylphosphate seit Juli 2019 alle obsolet!

Europäisches Arzneibuch (Ph. Eur.)

- **Monografien:** Neostigminbromid | Neostigminmetilsulfat |Pyridostigminbromid | Physostigminsalicylat |Galantaminhydrobromid | Rivastigmin | Rivastigminhydrogentartrat |Atropin | Atropinsulfat

Homöopathisches Arzneibuch (HAB)

- **Monografie:** Physostigma venenosum (Calabar)

Arzneibuch der Deutschen Demokratischen Republik (AB-DDR)

- **Monografie:** Obidoximum chloratum

Homöopathisches Arzneibuch der Vereinigten Staaten (HPUS)

- **Monografie:** Galanthus nivalis (Pflanzenbeschreibung)

Vergiftungsumstände

- Ingestion von Pflanzenschutzmitteln in suizidaler Absicht
- Akzidentelle Aufnahme von Pflanzenschutzmitteln, z. B. durch Umfüllen in Getränkeflaschen
- Terroristische Kampfstoffanschläge (→ Sarinanschlag, Tokio 1995)

Vergiftungsmechanismus

Irreversible Hemmung der Acetylcholinesterase → **Anreicherung des Acetylcholins:**

- Im autonomen Nervensystem:
  - Präganglionär in Sympathikus und Parasympathikus; nicotinerge Acetylcholinrezeptoren
  - Postganglionär im Parasympathikus an muscarinergen Acetylcholinrezeptoren → indirektes Parasympathomimetikum
- An der motorischen Endplatte; nicotinerge Acetylcholinrezeptoren
- Im ZNS

Vergiftungssymptome

- Knoblauchgeruch der Atemluft (z. B. Parathion)
- Anfängliche sympathikotone Übererregung (Katecholaminfreisetzung): Schweißausbruch, Tachykardie, Hypertonie

- **Muscarinerge Wirkungen am Parasympathikus (→ indirektes Parasympathomimetikum):** Bronchosekretion, Bronchokonstriktion, Dyspnoe, Hypersalivation, Übelkeit, Erbrechen, Diarrhö, unwillkürlicher Stuhl- und Harnabgang, Tränenfluss, Bradykardie, Hypotension, Miosis
- An der **quergestreiften Muskulatur (nicotinerge Wirkungen):** Muskelzittern, Muskelfaszikulationen, Muskelkrämpfe bzw. -schwäche → Rhabdomyolyse
- **Direkte ZNS-Wirkungen:** Schwindel, Verwirrtheit, Koma, zerebrale Krampfanfälle, zentrale Atem- und Kreislaufdepression
- **Aspirationspneumonie** durch Lösungsmittel der Organophosphate; „chemische Pneumonie" mit Zerstörung des Surfactant und Kollaps der Alveolen
- **Folgeschäden:** z. B. Intermediärsyndrom (IMS); Organophosphat-induzierte verzögerte Neuropathie (OPIDN); Guillain-Barré-Syndrom

Toxizität/Toxikologische Daten

Dimethoat

- LD_{50} (Ratte, akut oral) 387 mg/kg KG

Dichlorvos

- LD_{50} (Ratte, akut oral) ca. 50 mg/kg KG

Parathion

- LD_{50} (Ratte, akut oral) 2 mg/kg KG

Tabun

- LC_{50} (Mensch, akut inhalativ innerhalb von 1 min) 200 mg/m^3
- LD_{50} (Mensch, akut dermal) 4000 mg/kg KG

Sarin

- LC_{50} (Mensch, akut inhalativ innerhalb von 1 min) 100 mg/m^3
- LD_{50} (Mensch, akut dermal) 1700 mg/kg KG

Soman

- LC_{50} (Mensch, akut inhalativ innerhalb von 1 min) 40–70 mg/m^3
- LD_{50} (Mensch, akut dermal) 1000 mg/kg KG

VX

- LC_{50} (Mensch, akut inhalativ innerhalb von 1 min) 35–40 mg/m^3
- LD_{50} (Mensch, akut dermal) 15 mg/kg KG
- LD_{50} (Mensch, akut oral) 0,10 mg/kg KG (geschätzt)

Nowitschok

- LD_{50} (Mensch, akut oral) 0,34–7,35 mg/kg KG (geschätzt)

Therapie/Antidot

Sofortmaßnahmen

- **Erstversorgung; Elementarhilfe** in Abhängigkeit vom Schweregrad der Vergiftung; Selbstschutz beachten (Handschuhe; keine Mund-zu-Mund-Beatmung; Frischluftzufuhr)

Primäre Giftelimination

- Magenspülung unter Intubationsschutz → **Cave:** Aspirationsgefahr!
- Aktivkohlegaben alle 4 Stunden → **Cave:** Darmatonie nach Atropingaben

Antidote

- **Atropin:** Parasympatholytikum (→ kompetitiver Antagonismus an muscarinergen Acetylcholinrezeptoren)
- **Cholinesterasereaktivatoren:**
  - **Obidoxim** (Toxogonin®)
  - **Pralidoxim** (USA, Asien)

  Frühzeitige Gabe vor „Alterung“ der Cholinesterase wichtig
  Nicht bei allen gleich wirksam, nicht bei Soman
- **Pyridostigmin:** → reversibler Cholinesterasehemmer; Prophylaxe bei akuter Giftgasbedrohung; erhöht Wirksamkeit von Atropin und Pralidoxim; für Zivilbevölkerung nicht vorgesehen

5

Symptomatische Behandlung

- Intubation, Beatmung; Analgosedierung
- Benzodiazepine (Diazepam) als Sedativa und Antikonvulsiva (→ zentrale Muskelrelaxanzien)
- Periphere Muskelrelaxanzien (Pancuronium); → Antagonismus an nicotinergen Acetylcholinrezeptoren der motorischen Endplatte

Vergleiche

Andere Cholinesterasehemmer (indirekte Parasympathomimetika)

Die folgenden Wirkstoffe sind **reversible Hemmstoffe** der Cholinesterasen:

- **Carbamate (Carbaminsäureester):** Verwendung als Insektizide; keine „Alterung“ der Cholinesterase; leichtere Vergiftungssymptome; Atropin als Antidot; Oxim-Gabe kontraindiziert (Verstärkung der Toxizität; viele als Pflanzenschutzmittel verwendet)
  - **O-Arylcarbamate**, z. B. Bendiocarb, Carbaryl, Carbofuran, Dioxacarb, Ethiofencarb, Formetanat-Hydrochlorid, Methiocarb, Promecarb, Propoxur, Pirimicarb
  - **Oximcarbamate**, z. B. Aldicarb, Butocarboxim, Butoxycarboxim, Methomyl, Oxamyl, Thiofanox
- **Neostigmin:** Antidot bei Vergiftungen mit nichtdepolarisierenden Muskelrelaxanzien (Curare-Typ) sowie Arzneimittel zur Diagnostik und Therapie der Myasthenia gravis
- **Pyridostigmin**: Arzneimittel zur Therapie der Myasthenia gravis sowie bei Blasen- und Darmatonie
- **Physostigmin:** Antidot bei Vergiftungen mit Anticholinergika; ▸Kap. 1.3, Tollkirsche (*Atropa belladonna*); ▸Kap. 4.7, H_1-Antihistaminika
- **Galantamin:** Alkaloid des Schneeglöckchens (*Galanthus nivalis*) löst bei akzidentellen Vergiftungen Übelkeit, Erbrechen und Diarrhö aus; Verwendung als Antidementivum
- **Rivastigmin:** Verwendung als Antidementivum

$$\underbrace{H_3C-\overset{CH_3}{\underset{CH_3}{\overset{|}{\underset{|}{N^{\oplus}}}}}-CH_2-CH_2}_{\text{Cholin}}-\underbrace{O-\overset{O}{\overset{\|}{C}}-CH_3}_{\text{Acetyl}} \xrightarrow{\text{AChE}} \underbrace{H_3C-\overset{CH_3}{\underset{CH_3}{\overset{|}{\underset{|}{N^{\oplus}}}}}-CH_2-CH_2-OH}_{\text{Cholin}} + \underbrace{H_3C-COOH}_{\text{Essigsäure}}$$

Blockierung der AChE

$$\underbrace{R^2-\overset{R^1}{\underset{X}{\overset{|}{\underset{|}{P}}}}=O}_{\text{Organophosphat}} + \text{AChE} \xrightarrow[\text{schnell}]{\text{unterschiedlich}} \text{AChE}-\text{Serin}-O-\overset{O}{\underset{R^2}{\overset{\|}{\underset{|}{P}}}}-R^1 + \underbrace{X}_{\text{abgehende Gruppe}}$$

Alterung des Enzyms: Abspaltung von R^1 und R^2

$$\text{AChE}-\text{Serin}-O-\overset{O}{\underset{R^2}{\overset{\|}{\underset{|}{P}}}}-R^1 \xrightarrow[\text{langsam bei } R = -CH_2-CH_3]{\text{schnell bei } R = -CH_3} \text{AChE}-\text{Serin}-O-\overset{O}{\underset{O^{\ominus}}{\overset{\|}{\underset{|}{P}}}}-R + R-OH$$

Mechanismus der Vergiftung durch Alkylphosphate. AChE: Acetylcholinesterase

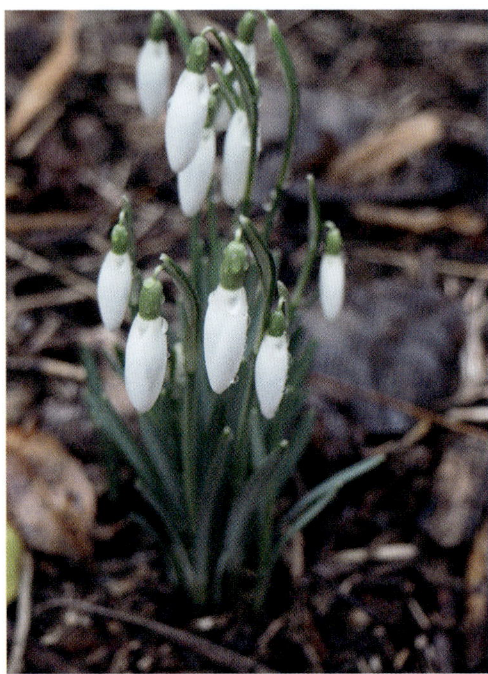

Gewöhnliches Schneeglöckchen (*Galanthus nivalis*), enthält Galantamin

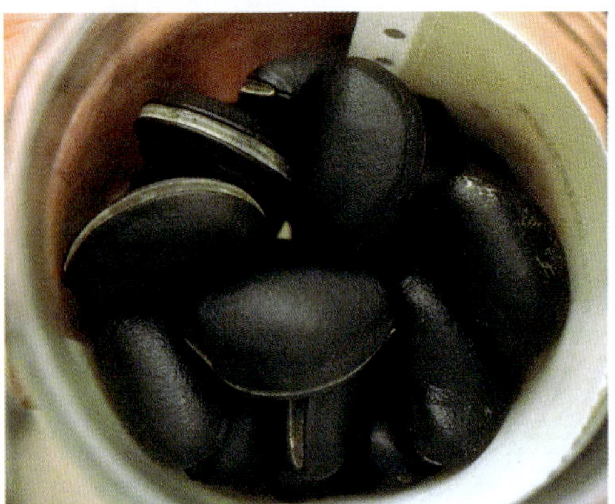

Kalabarbohnen *(Physostigma venenosum)*, enthält Physostigmin (aufgenommen in Kew Economic Botany Collection)

5.2 Arsenverbindungen

Beschreibung

Arsen(III)-oxid	■ Synonym: Diarsentrioxid; Trivialname: Arsenik ■ Weißes Pulver, unlöslich in Wasser, löslich in Alkalihydroxid- und Alkalicarbonat-Lösungen; reagiert sowohl mit Säuren als auch mit Laugen (amphoteres Oxid) ■ Trisenox® (12 mg As_2O_3 i.v.): Zytostatikum zur Behandlung von Promyelozytenleukämie
Monoarsan	■ Veraltet: Arsin, Arsenwasserstoff ■ Sehr giftiges, nach Knoblauch riechendes Gas (Siedepunkt −62,5 °C) ■ Zersetzung in der Hitze zu Arsen und Wasserstoff
Organische Arsenverbindungen	■ „Arsenbetaine"; z. B. in Fisch und Algen ■ Nicht toxisch; führen aber zu erhöhten Spiegeln im Urin (Fischkarenz vor Arsenbestimmungen!)

Arzneibuchverweise/Analytik

Europäisches Arzneibuch (Ph. Eur.)

- **Monografien:** Dimercaprol |Arsenicum album für homöopathische Zubereitungen

Homöopathisches Arzneibuch (HAB)

- **Monografien:** Acidum arsenicosum | Arsenum iodatum | Calcium arsenicosum | Chininum arsenicosum | Cuprum arsenicosum | Olivenit | Skorodit | Stibium arsenicosum

Vergiftungsumstände

Arsenik

- Klassisches Mordgift (bis zur Einführung der Marsh'schen Probe 1836 nicht nachweisbar)

5

Wasser, Mineralwasser

- Bangladesh, Taiwan, Thailand: chronische Arsenvergiftung; „**black foot-disease**"
- Bad Dürkheimer Maxquelle: 12,4 mg/L (stillgelegt)
- **Grenzwerte:** Trinkwasser, Mineral- und Quellwasser 10 µg/L; Wasser zur Ernährung von Säuglingen 5 µg/L

Arsenhaltige Arzneimittel

- Salvarsan®; Fowler'sche Lösung: obsolet
- Trisenox ® (12 mg As_2O_3 i. v.) gegen Promyelozytenleukämie: verursacht Polyneuropathie; Leberschäden
- Präparate aus der asiatischen/indischen Ethnomedizin (Ayurveda; „asiatische Pillen")
- Homöopathika: Europa: keine Vergiftungen möglich (vgl. FSD)

Arsan

- Als Dotiergas bei der Mikrochipherstellung

Frühere Vergiftungsquellen

- Spritzmittel im Weinbau und Farbpigmente (z. B. „Schweinfurter Grün"): verboten
- Rodentizide („Rattengift"): verboten
- Einsatz als Kräftigungsmittel („Arsenikesser"), z. B. in der Steiermark
- Lewisit: 2-Chlorvinyldichlorarsan; chemischer Kampfstoff; Einsatz im Ersten Weltkrieg

Vergiftungsmechanismus

- **As(III): Affinität zu Sulfhydrylgruppen diverser Enzyme**; Störung des Citronensäurezyklus und der Beta-Oxidation → verminderte ATP-Produktion; Störung der Gluconeogenese und Hemmung des Insulin-abhängigen Glucosetransports → Hypoglykämie; Störung der Glutathion-Synthese
- Endothelschädigung → Erhöhung der Permeabilität der Gefäße → **Kapillarlecksyndrom**

- Blockade der „delayed rectifier"-Kaliumkanäle I_{Kr} und I_{Ks} → **arrhythmogene Wirkung**
- Mutationen im p53-Suppressor-Gen und Hemmung der DNA-Reparaturmechanismen → **Kanzerogenese**
- **As(V):** ähnlich Phosphor; wird an Stelle von Phosphor in ATP eingebaut → Entkopplung der oxidativen Phosphorylierung → Bildung von Wasserstoffperoxid und Sauerstoffradikalen

Vergiftungssymptome

Akute Arsenvergiftung

- **Kurze Latenzzeit:** 10 Minuten bis 1 Stunde nach oraler Aufnahme
- **Gastrointestinale Symptome:** kolikartige Bauchschmerzen, Übelkeit, Erbrechen, wässrige, teils blutige Durchfälle (ähnlich einer schweren Lebensmittelvergiftung oder Cholera) mit knoblauchartigem Geruch → Dehydratation, Hypokaliämie
- **Kardiovaskuläre Symptome:** Tachykardie; hypotensiver Schock, Hämolyse → akutes Nierenversagen; ventrikuläre Herzrhythmusstörungen (Torsade de Pointes, Kammerflimmern, Asystolie)
- Dyspnoe, Hypoxie, Lungenödem, ARDS; Atemstillstand
- **Arsanvergiftung:** massive Hämolyse
- **Bei Überleben:**
  - Nach 2–3 Tagen: Enzephalopathie mit Delir, Halluzinationen, Krampfanfällen, Koma; Kardiomyopathie; Lungenödem
  - Nach 7 Tagen: aufsteigende **sensomotorische Polyneuropathie** mit schlaffer Lähmung und späterer Spastik; Ateminsuffizienz
  - Nach 1–6 Wochen: Hauterscheinungen mit Desquamation der Hand- und Fußflächen, makulopapulöses Exanthem
  - Nach mehreren Monaten: **Mees'sche Nagelbänder** an Finger- und Zehennägeln
  - Blutbildveränderungen: Panzytopenie, Leukopenie, Anämie

5

Toxizität/Toxikologische Daten

- As(III) ist toxischer als As(V)
- **Letale Dosis:** 100–300 mg Arsen(III)-oxid; Gewöhnung durch häufige kleine Gaben möglich (Feiung vor Mordanschlägen)
- FSD (Herstellung nach HAB): Acidum arsenicosum (Arsenicum album) D7 | Arsenum iodatum D7 | Chininum arsenicosum D6 | Cuprum arsenicosum D7 | Kalium arsenicosum D7 | Olivenit D7 | Skorodit D7 | Stibium arsenicosum D7

Therapie/Antidot

Primäre Giftelimination

- Magen- oder orthograde Darmspülung
- **Aktivkohle ist unwirksam!**

Sekundäre Giftelimination

- Hämodialyse mit oder ohne Chelatbildner ist wenig effektiv und deshalb bei normaler Nierenfunktion nicht indiziert

Antidote

- **DMPS** (2,3-Dimercapto-1-propansulfonsäure; Dimaval®) i. v.: Mittel der 1. Wahl; wirkt als **Chelatbildner** über benachbarte Sulfhydryl-(SH-)Gruppen; in Kombination mit Hämodiafiltration mit High-Flux-Dialysatoren, wenn ein Nierenversagen besteht
- Weitere Komplexbildner (nicht in Deutschland zugelassen; Verwendung z. B. in den USA): **Dimercaprol** (BAL, British anti-lewisite); DMSA (2,3-Dimercapto-Bernsteinsäure)
- **Bei Arsan: Chelatbildner unwirksam**; Gabe von Sauerstoff; Blutaustauschtransfusion; Hämodialyse

Symptomatische Behandlung

- Infusionstherapie zur Substitution von Flüssigkeit und Elektrolyten
- Dopamin, Noradrenalin bei hypotensivem Schock

Vergleiche

- **Vergiftung mit anderen Schwermetallen**; ▸ Kap. 5.4, Bleiverbindungen und andere Schwermetalle (darin: Quecksilber, Thallium)

Dürkheimer Maxquelle
Die
stärkste Arsenquelle Deutschlands
(Arsengehalt 17,4 mgr. As2 O3 i. l.)
Fast vollständig eisenfrei, daher ohne schädlichen Einfluss auf die Verdauungsorgane. Von ärztlichen Autoritäten erprobt und bevorzugt für
Haustrinkkuren
in Fällen von: Chlorose, Anämie, Haut-, Nerven- und Frauenleiden, Malaria, Syphilis, Skrofulose, Rachitis usw. — Erhältlich in Apotheken und Drogerien sowie Mineralwasser-Grosshandlungen oder direkt durch die
Arsen-Heilquellen-Gesellschaft m. b. H.
Bad Dürkheim, Direktion in Wiesbaden
Literatur, Prospekte und Trinkschemata unentgeltlich und franko
Prosp. f. Kuren in Bad Dürkheim selbst verl. man v. d. Bad- u. Salinen-Verein Akt.-Ges.

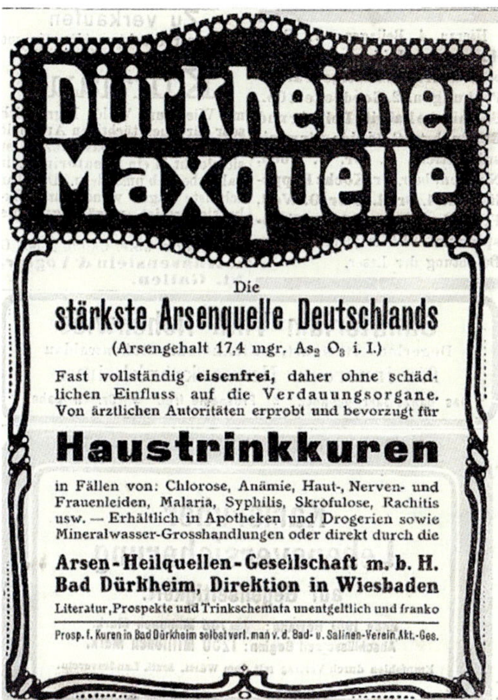

Maxquelle in Bad Dürkheim, Werbeanzeige um 1910

5

5.3 Blausäure (HCN) und Cyanide

Beschreibung

Blausäure (HCN)	▪ Sehr schwache Säure ▪ Farblose, nach bitteren Mandeln riechende Flüssigkeit (Geruch wird von 20–40 % der Menschen nicht wahrgenommen); mischbar mit Wasser, Ether und Alkohol ▪ Als Gas farblos
Natriumcyanid (NaCN)	▪ Farblose, hygroskopische Kristalle ▪ Sehr gut wasserlöslich, Lösung alkalisch ▪ Hydrolyse der Kristalle an feuchter Luft

Arzneibuchverweise/Analytik

Europäisches Arzneibuch (Ph. Eur.)

- **Monografien:** Nitroprussidnatrium | Natriumthiosulfat

Homöopathisches Arzneibuch (HAB)

- **Monografien:** Prunus dulcis var. amara (Makroskopie und Mikroskopie der Samen; Gehaltsbestimmung HCN) | Prunus laurocerasus (Beschreibung Blätter; Gehaltsbestimmung HCN)

Arzneibuch der Vereinigten Staaten (USP)

- **Monografie:** Hydroxocobalamin

Chinesisches Arzneibuch (ChP)

- **Monografie:** Persicae Semen

Vergiftungsumstände

- **Inhalation von Blausäure:**
  - Unfälle im Labor und beim Galvanisieren (Freisetzung von HCN aus Bädern mit Natriumcyanid)
  - Als Bestandteil von Rauchgas (Brände von stickstoffhaltigen Natur- und Kunststoffen: z. B. Wolle, Seide, Bettfedern, Polyurethan, Polyvinylverbindungen); auch dermale Aufnahme möglich
- Orale Aufnahme von Natrium- oder Kaliumcyanid in suizidaler Absicht (Sterbehilfe) → Freisetzung von HCN durch die Salzsäure im Magen
- **Orale Aufnahme von Pflanzen, die cyanogene Glycoside (z. B. Amygdalin) enthalten:**
  - Aprikosenkerne; Pfirsichkerne; (Persicae semen TCM: besondere Zubereitung; vorher erhitzen)
  - Bittere Mandeln, Kirschlorbeerblätter
  - Maniok (nach unsachgemäßer Zubereitung)
- Therapie mit Nitroprussidnatrium (Antihypertonikum)
- Mandelonitril (in Laetrile, „Vitamin B_{17}" aus Aprikosenkernen) in der komplementären Tumortherapie; vgl. Liste bedenklicher Rezeptursubstanzen (Abgabeverbot!)
- Aufnahme von Acetonitril (bei der Verwendung als Lösungsmittel)

5

Vergiftungsmechanismus

- Störung der Sauerstoffverwertung durch Bindung der Cyanid-Ionen an **dreiwertiges Eisen** der Cytochrome (Cytochromoxidasen) in den Mitochondrien → Blockade der Atmungskette → „innere Erstickung"

Vergiftungssymptome

Inhalation oder orale Aufnahme subletaler Dosen

- **Bittermandelgeruch der Ausatemluft**
- Schleimhautreizungen (z. B. Kratzen im Hals)
- Kopfschmerzen, Schwindel, Übelkeit, Erbrechen
- **Rosige Haut** (durch Arterialisierung des Venenblutes)
- Atemnot, pektanginöse Beschwerden, Blutdruckabfall
- Bewusstseinstrübung, Koma, tonisch-klonische Krämpfe

- Lactatazidose
- Schwere Verätzungen: bei oraler Aufnahme ab 1 g NaCN oder KCN
- Symptome entwickeln sich bei Aufnahme von Blausäure oder Cyaniden sehr rasch; bei Überdosierung von cyanogenen Glycosiden mit Latenz

Einnahme einer tödlichen Dosis

- Apoplektiforme Vergiftung mit akuter Bewusstlosigkeit, Exitus innerhalb weniger Minuten

Toxizität/Toxikologische Daten

Letale Dosen

- **Blausäure (HCN):** LD 1 mg/kg KG
  - 50 ppm Umgebungskonzentration: Symptome treten langsam auf
  - 100 ppm Umgebungskonzentration: Tod innerhalb von 30 Minuten
  - Ab 300 ppm Umgebungskonzentration: Tod innerhalb weniger Minuten
- **Natriumcyanid (NaCN)/Kaliumcyanid (Zyankali, KCN):** LD 2–3 mg/kg KG
- **Bittere Mandeln:** LD Erwachsener: ca. 50 Stück; LD Kind: 5–10 Stück

Therapie/Antidot

4-Dimethylaminophenol (4-DMAP)

- **Möglichst frühzeitige Gabe!**
- **Methämoglobinbildner**; ca. 30 % des Hämoglobins werden zu Methämoglobin (dreiwertiges Eisen) → Cyanid bindet an das Methämoglobin
- **Cave:** Verabreichung bei Rauchgasvergiftung kontraindiziert!

Weitere Antidote

- **Natriumthiosulfat:** Schwefeldonator; Umwandlung von Cyanid in das ungiftige Thiocyanat (Rhodanid; SCN^-)
  Im Anschluss an 4-DMAP oder bei Vergiftungen mit Nitrilen oder cyanogenen Glycosiden als alleiniges Antidot
- **Natriumnitrit:** Methämoglobinbildner; in den USA anstatt 4-DMAP angewendet
- **Hydroxocobalamin (Cyanokit®):** bei **inhalativer** Cyanidexposition im Rahmen von Rauchgasvergiftungen; CN^- wird an das Molekül gebunden, das zu Cyanocobalamin (Vitamin B_{12}) umgewandelt und renal ausgeschieden wird

Vergleiche

- ▸Kap. 5.11, Nitrate und Nitrite; Methämoglobinbilder
- ▸Kap. 5.8, Kohlenstoffmonoxid (CO)

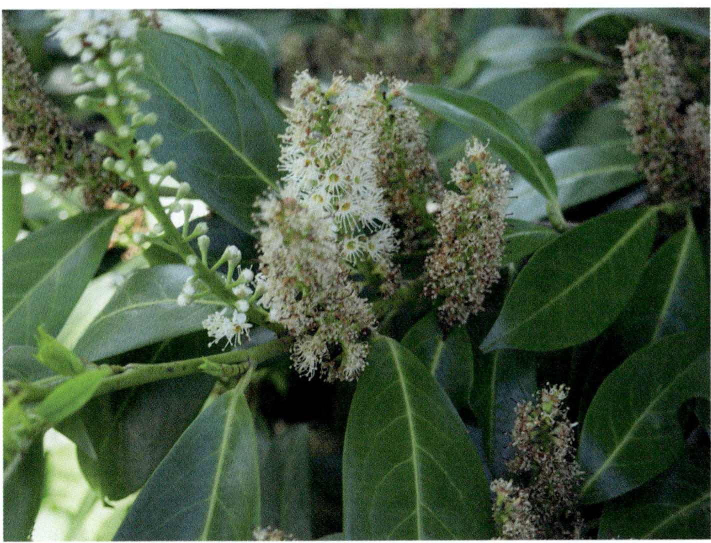

Kirschlorbeer (*Prunus laurocerasus*)

5.4 Bleiverbindungen und andere Schwermetalle

Beschreibung

Schwermetalle	Metalle mit relativer Dichte > 5 g/cm^3 **Toxikologisch besonders bedenklich:** As, Cd, Hg, Pb, Tl (und deren Verbindungen)
Blei	Sehr weiches, bläulich-farblos glänzendes (frische Schnittfläche), später grau anlaufendes Metall
Blei(II)-acetat	Weiße, süßlich schmeckende, wasserlösliche Kristalle
Tetraethylblei	Farblose, süßlich riechende Flüssigkeit

Arzneibuchverweise/Analytik

Europäisches Arzneibuch (Ph. Eur.)

- **Monografie:** Penicillamin

Homöopathisches Arzneibuch (HAB)

- **Monografien:** Plumbum aceticum | Plumbum metallicum | Hydrargyrum biiodatum (u. a.) | Quecksilberverbindungen | Thallium aceticum oxydulatum | Thallium sulfuricum

Vergiftungsumstände

- **Metallisches Blei als Streckmittel in Marihuana** (erhöht die Masse; Inhalation)
- Schrotkugeln: Schießstände in geschlossenen Räumen; Bleibelastung von Wildbret
- Bleirohre (historisch); Bleikugeln im Gardinenband (Verschlucken durch Kleinkinder); Bleigießen (seit 2018 verboten; Inhalation)
- Freisetzung von Blei aus Kaffee-/Espressomaschinen und Kerzen
- **Blei(II)-acetat** in Färbemitteln; früher als Süßungsmittel im Wein („Bleizucker“; → Ludwig van Beethoven; Hahnemann'sche Weinprobe)

- Bleihaltige Farben (Spielzeug, Modeschmuck) und Glasuren (z. B. Bleiweiß, verboten; nur noch zur Restaurierung historischer Kunstwerke)
- Tetraethylblei als Antiklopfmittel in Kraftstoffen (seit 1996 verboten)

Vergiftungsmechanismus

Schwermetallvergiftung

- Komplexbildung mit Enzymen und anderen Makromolekülen, z. B. über Sulfhydryl-, Phosphat- und Carboxylgruppen oder Wechselwirkung mit Kationen (Calcium, Zink, Eisen) → Hemmung verschiedener Enzyme und Stoffwechselprozesse

Speziell für Bleiverbindungen

- Eingriff in den Calciumstoffwechsel der Zellen, u. a. über Hemmung der Na^+/Ca^{2+}-ATPase → Blutdrucksteigerung; Neurotoxizität
- Eingriff in die Hämoglobinsynthese durch Hemmung der Delta-Aminolävulinsäure-Dehydratase und der Ferrochelatase → Blutbildveränderung; Anämie

Vergiftungssymptome

Akute Bleivergiftung

- Übelkeit, Erbrechen, Bauchkrämpfe mit Besserung durch Druck (Bleikoliken), Obstipation
- Tubuläre Nephropathie: Proteinurie, Aminoazidurie, Glucosurie
- Enzephalopathie mit Hirndrucksteigerung (Kinder)
- Kreislaufversagen

Chronische Bleivergiftung „Saturnismus"

- Gastrointestinale Symptome: **Bleikoliken**; Obstipation
- Graue Hautfarbe im Gesicht („Bleikolorit"); dunkle Verfärbung der Gingiva („**Bleisaum**")
- **Neurologische Symptome:** periphere Neuropathie; Paresen an Armen und Beinen (Fallhand, seltener Fallfuß); Enzephalopathie mit Kopfschmerzen; psychische Erschöpfungssymptome; Affektlabilität; Ataxie; Tremor; zerebrale Krampfanfälle; Verwirrtheit; Delir; Koma („Encephalopathia saturnina")

- Auge: Optikusatrophie mit Papillenödem; Erblindung
- Muskulatur: Myalgie; „**Arthralgia saturnina**“
- Nephrologische Symptome: „**Bleischrumpfniere**“ durch interstitielle und peritubuläre Fibrose
- Leberschädigung und Hyperurikämie („**Bleigicht**“)
- **Blutbildveränderungen:** hypochrome, mikrozytäre Anämie („**Anaemia saturnina**“) mit **basophiler Tüpfelung der Erythrozyten**
- Bradykardie, Hypertonie
- Koproporphyrinurie; Delta-Aminolävulinsäure im Urin erhöht
- Kinder: Entwicklungsstörungen; starke Einschränkung der kognitiven Fähigkeiten

Toxizität/Toxikologische Daten

- Trinkwasserverordnung; Mineral- und Tafelwasserverordnung: Grenzwert für Blei im Trinkwasser, Mineral- und Quellwasser 0,01 mg/L
- **Permitted Daily Exposure (PDE):** (ICH Q3D(R1) Guideline)
  - Blei: 5,0 µg/Tag (oral, inhalativ, parenteral)
  - Quecksilber: 30 µg/Tag (oral); 3,0 µg/Tag (parenteral); 1,2 µg/Tag (inhalativ)
  - Arsen: 15 µg/Tag (oral, parenteral); 1,9 µg/Tag (inhalativ)
  - Thallium: 8,0 µg/Tag (oral, inhalativ, parenteral)
  - Cadmium: 5,0 µg/Tag (oral); 1,7 µg/Tag (parenteral); 3,4 µg/Tag (inhalativ)
- FSD (Herstellung nach HAB): Plumbum aceticum D7 | Plumbum metallicum D7 | Hydragyrum biiodatum D7 | Thallium aceticum oxydulatum D8 | Thallium sulfuricum D8

Therapie/Antidot

Primäre Giftelimination

- **Aktivkohle ist unwirksam!**
- Bei akuter oraler Intoxikation: **Glaubersalz (Natriumsulfat-Decahydrat)** (Bildung von schwer löslichem Bleisulfat)

Antidote

Chelatbildner; vgl. auch ▸Kap. 5.2, Arsenverbindungen

- **DMSA** (Dimercaptobernsteinsäure; Succimer; Import USA; oral): Mittel der 1. Wahl bei Bleivergiftungen
- **DMPS** (Dimercaptopropansulfonat; Dimaval®; i. v. oder oral)
- **Dimercaprol** (British anti-lewisite; BAL; Import USA; i. m.)
- **Calcium-Dinatrium-EDTA** (Import UK; i. v.)
- **Calcium-Trinatrium-pentetat** (Ditripentat-Heyl®; i. v.)
- **Penicillamin** (Metalcaptase®; oral)

Vergleiche

Andere Schwermetalle

- **Arsen** (▸Kap. 5.2, Arsenverbindungen)
- **Metallisches Quecksilber:**
  - Giftige Dämpfe → **Merkurialismus**; ungiftig bei Verschlucken
  - **Anorganische Quecksilberverbindungen**, z. B. Quecksilber(II)-chlorid (Sublimat): nephrotoxisch → **Nierenversagen**
  - **Organische Quecksilberverbindungen**, z. B. chronische Vergiftung mit Methylquecksilber: neurotoxisch → **Minamata-Disease**
- **Thallium:**
  - Thallium(I)-sulfat wird in Ausnahmefällen noch als Rodentizid mit spezieller Genehmigung angewendet
  - Vergiftung mit schmerzhafter aufsteigender Polyneuropathie und typischem Haarausfall nach 2 Wochen
  - **Antidot:** Eisen(III)-hexacyanoferrat(II) (Berliner Blau; **Antidotum Thallii-Heyl**®; Unterbrechung des enterohepatischen Kreislaufs von Tl^{+})
  - Vgl. ▸Kap. 5.12, Radioaktive Isotope → Radiogardase® Cs
- **Barium:** Antidotierung wasserlöslicher Bariumsalze mit Glaubersalz
- **Transurane Schwermetallradionuklide:** Americium, Plutonium, Curium, Californium, Berkelium → Antidotierung mit **Calcium-Trinatrium-pentetat** (Ditripentat-Heyl®) i. v.

5

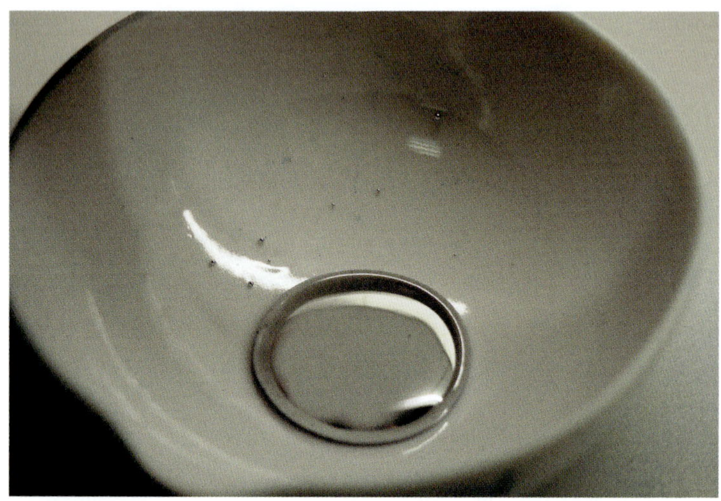

Metallisches Quecksilber

5.5 Eisensalze

Beschreibung

Eisensubstitution	Bei Eisenmangel z. B. im Rahmen der Schwangerschaft Meist mit Eisen(II)-salzen, z. B. $FeSO_4$, Eisen(II)-glycin-sulfat-Komplex, Eisen(II)-gluconat u. a.; aber auch Eisen(III)-salze
Rasendünger mit Eisen	Enthält $FeSO_4$

Arzneibuchverweise/Analytik

Europäisches Arzneibuch (Ph. Eur.)

- **Monografien:** Eisen(II)-sulfat-Heptahydrat (u. a. Eisenverbindungen) | Deferoxaminmesilat | Ferrum metallicum für homöopathische Zubereitungen

Vergiftungsumstände

- Intoxikation mit Eisenpräparaten zur Substitution:
  - Suizidale Überdosierung in der Schwangerschaft
  - Akzidentelle Einnahme durch Kinder
- Rasendünger: akzidentelle Ingestion durch Kinder

Vergiftungsmechanismus

- Direkte Verätzung der Darmmukosa durch Eisensalze
- Überschreitung der Eisenbindungskapazität führt zur Bildung von „freien Radikalen" → Zellschädigung durch Oxidation sehr vieler Substrate: Lipidperoxidation, Proteinoxidation, DNA-Oxidation; Störung der Zellatmung durch Schädigung der Mitochondrien
- Metabolische Azidose:
  $[Fe(H_2O)_6]^{3+} \rightarrow [Fe(H_2O)_5OH]^{2+} + \mathbf{H^+}$ und
  $[Fe(H_2O)_5OH]^{2+} \rightarrow [Fe(H_2O)_4(OH)_2]^{+} + \mathbf{H^+}$

- Hemmung der Aktivität der Gerinnungsfaktoren V, VII, IX und X → Störung der Thrombinbildung → Blutungsneigung

Vergiftungssymptome

Verlauf in fünf Stadien

1. **Stadium: Gastrointestinale Phase (nach 0,5–6 Stunden):**
   - Erbrechen, Durchfall, Bauchkrämpfe, Blutung, Ulzeration
   - Bei schwerer Vergiftung: Koma, Krampfanfälle, metabolische Azidose, Hyperglykämie, Leukozytose, Kreislaufschock
   - **Retardpräparate: verzögerter Beginn!**
2. **Stadium: „Trügerische Remission" (nach 4–12 Stunden):**
   - Durch Aufnahme des freien Eisens in das retikuloendotheliale System (RES) Besserung der gastrointestinalen Symptome
   - Durchblutungsstörung der Organe und beginnende metabolische Azidose
3. **Stadium: Schock und Azidose (nach 6–72 Stunden):**
   - Hypotension, Azidose, Gerinnungsstörung, eingeschränkte Bewusstseinslage → Multiorganversagen möglich
4. **Stadium: „Stadium der hepatischen Nekrose" (nach 12–92 Stunden):**
   - Koma, Gelbsucht, Gerinnungsstörung
5. **Stadium: Gastrointestinale Obstruktion (nach 2–4 Wochen):**
   - Auch bei leichteren Vergiftungen, die nicht Stadium III und IV erreichen, möglich
   - **Magen-**, **Pylorus-** und **Jejunumstenose** mit Entleerungsstörungen und Bauchschmerzen

Toxizität/Toxikologische Daten

- Toxische Dosis p. o.: > 20 mg Fe/kg KG; bei parenteraler Applikation > 2 mg Fe/kg KG
- Schwere Vergiftung p. o.: > 40 mg Fe/kg KG
- Potenziell letale Vergiftung p. o.: > 60 mg Fe/kg KG

Therapie/Antidot

Primäre Giftelimination

- **Aktivkohle ist unwirksam!**
- Bei unmittelbar zurückliegender Ingestion: Trinken von Milch
- Gastrointestinale Lavage; ggf. endoskopische oder laparoskopische Entfernung von Pharmakobezoaren

Sekundäre Giftelimination

- Austauschtransfusion bei Säuglingen

Antidot

- **Deferoxamin (Desferal®):** Komplexbildung von dreiwertigem „freien" Eisen, Eisen in Hämosiderin und Ferritin

Symptomatische Behandlung

- Behandlung von Hypotension, metabolischer Azidose, Gerinnungsstörung, Krampfanfällen und des Leber- und Nierenversagens

Vergleiche

- **Aluminiumintoxikation:** ebenfalls Behandlung mit Deferoxamin möglich
- ▸Kap. 5.4, Bleiverbindungen und andere Schwermetalle; weitere Chelatbildner als Antidote

5.6 Ethylenglycol

Beschreibung

Ethylenglycol	Ethan-1,2-diol; Trivialname: Glycol; Frostschutzmittel
Eigenschaften	■ Relative Dichte: 1,113–1,115 ■ Brechungsindex: ca. 1,432 ■ Schmelzpunkt: ca. −12 °C ■ Siedepunkt: ca. 198 °C ■ Süßer Geschmack

Arzneibuchverweise/Analytik

Europäisches Arzneibuch (Ph. Eur.)

- Ethylenglycol *R* (Reagenzienteil)
- **Monografien:** Ethanol 96 % | Wasserfreies Ethanol

Vergiftungsumstände

- Umfüllen von Frostschutzmittel in Getränkeflaschen; v. a. Kinder gefährdet
- Trinken als „Alkoholersatz“ von alkoholkranken Patienten (berauschende Wirkung)
- Suizide

Vergiftungsmechanismus

- Oxidation durch die Alkoholdehydrogenase (ADH) zu **Glycolaldehyd** und weiterer Abbau zu **Glycolsäure** (→ metabolische Azidose) und **Oxalsäure** (→ **Oxalaturie** → Nierenversagen):

$$H_2C(OH)-CH_2(OH) \xrightarrow{ADH} H_2C(OH)-CH(=O) \longrightarrow H_2C(OH)-C(=O)-OH \longrightarrow HO-C(=O)-C(=O)-OH$$

Ethylenglycol → Glycolaldehyd → Glycolsäure (→ Urin) → Oxalsäure (→ Urin)

Vergiftungssymptome

Zweiphasiger Verlauf

1. **Phase (nach ca. 30 Minuten):**
   - **Trunkenheit**
   - Somnolenz
   - **Cave:** Bei gleichzeitiger Aufnahme von Ethanol verlängert sich die Latenzzeit!
2. **Phase (nach 4–12 Stunden):**
   - **Metabolische Azidose mit Anionenlücke und osmotischer Lücke („osmolal gap")** (durch Glycolsäure)
   - Akutes Nierenversagen nach 24 Stunden (durch Ausfällung von Calciumoxalatkristallen)
   - Bewusstlosigkeit; in schweren Fällen Hirnödem mit epileptiformen Krampfanfällen

Toxizität/Toxikologische Daten

- **Letale Dosis:** 1,5 g/kg KG; ca. 100 mL konzentrierte Lösung für einen Erwachsenen

Therapie/Antidot

Primäre Giftelimination

- **Magenspülung** innerhalb von 60 Minuten nach der Ingestion
- **Aktivkohle ohne Wirkung!**

Sekundäre Giftelimination

- Hämodialyse zur Entfernung von Ethylenglycol und Glycolsäure und zur Korrektur der Azidose bei schweren Intoxikationen

Antidote

- **Ethanol i. v. (in 5%iger Glucose als Trägerlösung):** Blutalkoholspiegel auf 0,5–1 ‰ halten, bis die Ethylenglycolkonzentration im Blut unter 0,2 g/L abgefallen ist (→ kompetitive Hemmung der Alkoholdehydrogenase)
  oder
- **Fomepizol (4-Methylpyrazol) i. v.:** insbesondere bei Kindern (→ kompetitive Hemmung der Alkoholdehydrogenase; keine ZNS-Wirkung; keine Gefährdung durch Hypoglykämie)
  Cave: Während einer Hämodialyse muss die Antidotbehandlung fortgesetzt und die Dosierung des Antidots angepasst werden!
- Zusätzliche adjuvante Verabreichung von **Thiamin, Pyridoxin und Folsäure**; begünstigt den Abbau toxischer Metabolite

Symptomatische Behandlung

- Frühzeitige Gabe von Natriumhydrogencarbonat zum Azidoseausgleich
- Bei Tetanie und Krampfanfällen: Calciumgaben (→ **Vorsicht:** Förderung der Bildung von Calciumoxalatkristallen) oder Benzodiazepine

Vergleiche

- Andere toxische Alkohole: ▸ Kap. 5.9, Methanol; Isopropanol
- Diethylenglycol (Weinskandal Österreich 1985)
- Coprinus-Syndrom: ▸ Kap. 2.4, Faltentintling *(Coprinus atramentarius)*

5.7 Flusssäure und Fluoride

Beschreibung

Flusssäure	Enthalten in Reinigungsmitteln (z. B. Fassaden- und Steinreiniger 12–25 %, Rostfleckenentferner 1–10 %)
NaF	Enthalten in Tabletten zur Kariesprophylaxe (0,25 mg F^- in Fluoretten®) und zur Osteoporosetherapie (20 mg F^- in Ossofortin® plus)

Arzneibuchverweise/Analytik

Europäisches Arzneibuch (Ph. Eur.)

- Flusssäure *R* (Reagenzienteil)
- **Monografien:** Natriumfluorid |Calcium fluoratum für homöopathische Zubereitungen | Magnesium fluoratum für homöopathische Zubereitungen | Calciumgluconat | Wasserfreies Calciumgluconat

Vergiftungsumstände

- Akzidentelle und suizidale Ingestion von Natriumfluoridtabletten
- Verätzungen mit flusssäurehaltigen Reinigungsmitteln

Vergiftungsmechanismus

Flusssäure (HF)

- Lokale Säurewirkung (Verätzungen); hohe Lipophilie → Penetration in tiefe Gewebeschichten: stark zytotoxische Wirkung → Osteolyse
- In der Blutbahn Bildung von CaF_2 und MgF_2 → Hypocalcämie, Hypomagnesiämie, Hyperkaliämie; Hämolyse

Fluoride (z. B. NaF)

- Fluoride werden mit der Magensäure zu Flusssäure umgewandelt.

Vergiftungssymptome

Ingestion

- Übelkeit, rasches, wiederholtes blutiges Erbrechen
- Hämorrhagische Gastritis, kolikartige Bauchschmerzen, Ulzerationen und Perforationen, blutige Durchfälle
- **Resorptive Symptome (bei allen Expositionswegen möglich):**
  - **Hypocalcämie, Hypomagnesiämie, Hyperkaliämie**
  - **Lebensbedrohliche Herzrhythmusstörungen**, z. B. Tachykardie, QT-Verlängerung; **Kammerflimmern → Herzstillstand**
  - **Weitere Symptome:** Blutdruckabfall, Schock, Ateminsuffizienz, Lungenödem, Bewusstseinstrübung, Muskelschwäche und -schmerzen, Krampfanfälle, Muskelzuckungen, Karpopedalspasmem, metabolische Azidose, Rhabdomyolyse, Pankreatitis, Knochenentkalkung, Herzmuskelnekrosen

Exposition der Augen

- Rötung, Brennen, Konjunktivitis, Hornhautschädigung auch nach Exposition mit Dämpfen

Dermale Exposition

- Hohes Penetrationsvermögen, tiefe langdauernde Schädigung; resorptive Symptome möglich
- **Verzögerter Beginn: anfangs fehlender Schmerz und scheinbar intakte Haut möglich!**
- Konzentrationen 5–15 % initial nicht schmerzhaft; Gewebeschädigung nach 12–24 Stunden
- Konzentrationen 20–40 % initial wenig schmerzhaft; Gewebeschädigung nach 1–8 Stunden
- Konzentrationen 50–70 % sofortiger starker Schmerz, Ulzeration und Nekrose
- Erythem, Blasenbildung, Ödem, weißliche bis grau-schwarze Hautverfärbungen, **schlecht heilende Ulzerationen**, Kolliquationsnekrosen z. T. mit Knochenzerstörung
- Symptome können Tage andauern

Inhalation

- Reizhusten, Glottisödem, Atemnot, Bronchospasmus, hämorrhagische Tracheobronchitis, chemische Pneumonitis, Verätzungen der Atemwege, Lungenödem mit Latenz

Toxizität/Toxikologische Daten

- Schwerwiegende Symptome ab Ingestion von > 100 mg Fluorid
- Verätzungen ab 0,1–0,3 % HF möglich
- LD HF oral: 20 mg/kg KG; 1,5 g oral
- LD NaF (Erwachsener): 2,5–5 g (entspr. 1,1–2,3 g F^-)
- FSD (Herstellung nach HAB): Calcium fluoratum D5 | Magnesium fluoratum D5

Therapie/Antidot

Sofortmaßnahmen

- Entfernung der kontaminierten Kleidung
- Betroffene Körperteile mit reichlich Wasser oder besser mit **1%iger Calciumgluconat-Lösung** spülen; danach Calciumgluconat-Gel (2,5–3 %); bei weiter bestehenden Schmerzen Infiltration von **Calciumgluconat-Lösung (10 %)**
- **Nach Ingestion noch am Unfallort Erbrechen auslösen!**
- Magenspülung bis 90 Minuten nach Ingestion mit 1%iger Calciumgluconat-Lösung

Antidot

Calciumgluconat-Lösung 10 %:

- Bei sehr ausgedehnten Verätzungen der Hände oder Füße intraarterielle Verabreichung
- Nach inhalativer Exposition 2,5–3%ige Lösung inhalieren lassen

5

Symptomatische Behandlung

- Lokal und systemisch wie bei Verätzungen
- Ausgleich der Elektrolytstörungen, Schockbehandlung
- Nach Inhalation Intubation und Beatmung; Glucocorticoide inhalativ und systemisch; weitere Therapie wie bei Lungenödem; vgl. ▸Kap. 5.8, Kohlenstoffmonoxid (CO), dort unter Rauchgasvergiftung

Vergleiche

- **Säuren:** Koagulationsnekrose
- **Laugen:** Kolliquationsnekrose

5.8 Kohlenstoffmonoxid (CO)

Beschreibung

Kohlenstoffmonoxid	CO; verkürzt: Kohlenmonoxid
Eigenschaften	Dichte annähernd identisch mit der Dichte von Luft **Cave:** Keinerlei Warnwirkung!

Arzneibuchverweise/Analytik

Europäisches Arzneibuch (Ph. Eur.)

- **Monografie:** Kohlenmonoxid

Homöopathisches Arzneibuch der Vereinigten Staaten (HPUS)

- **Monografie:** Carboneum oxygenisatum

Vergiftungsumstände

- Rauchgas bei Bränden aller Art
- **Shisha-Rauchen** in geschlossenen Räumen mit ungenügender Sauerstoffzufuhr; „Indoor-Grillen"
- Kamine, Kohleheizung, „Berliner Ofen" (verstopfter Kaminabzug)
- Falsche Lagerung von Holzpellets (nicht im Wohnraum lagern!)
- Übertritt von Verbrennungsgasen aus Heizungsanlagen in den Wohnraum (v. a. Gasheizungen)
- Inhalation von Autoabgasen in suizidaler Absicht
- Ingestion und Inhalation von Methylenchlorid (CH_2Cl_2); verwendet zum Abbeizen; wird im Organismus zu CO metabolisiert
- Mischen von Ameisensäure und Schwefelsäure (CO entsteht als Reaktionsprodukt; Suizidmethode)

Vergiftungsmechanismus

- CO **bindet 200- bis 300-fach stärker an das Fe^{2+} des Hämoglobins als Sauerstoff** → Sauerstofftransportstörung (Hypoxämie) → hypoxische Schädigung aller Organe, besonders von Herz und Gehirn

- CO bindet auch an Myoglobin 40-fach stärker als Sauerstoff → Rhabdomyolyse
- Bindung an Cytochrom C der Atmungskette und Cytochrom P450 (CYP)

Vergiftungssymptome

- **Symptome sind abhängig von der Konzentration des Carboxyhämoglobins (COHb):**
  - COHb < 30 %: Kopfschmerzen, Schwindel, Übelkeit, Tachykardie, Atemnot, Sehstörungen, Ohrensausen
  - COHb 30–40 %: Müdigkeit, Verwirrtheit, Muskelschwäche
  - COHb 40–60 %: Bewusstlosigkeit, Krampfanfälle, Hirnödem → Hirnnekrose, Hypotonie, Herzrhythmusstörungen, Angina pectoris → Myokardinfarkt, Hypoventilation, Lungenödem → Atemlähmung
  - COHb > 60 %: rascher Tod durch Hypoxie
- Schwere metabolische Azidose; Rhabdomyolyse (Erhöhung der CK); Myoglobinurie → Nierenversagen
- Kirschrote Totenflecken
- Spätfolgen bei Überleben schwerer CO-Vergiftungen: neurologische Defizite (z. B. Gedächtnisstörungen)

Toxizität/Toxikologische Daten

- MAK-Wert: 30 ppm
- 1000–2000 ppm → in Abhängigkeit von der physischen Aktivität Tod innerhalb von 10 Minuten bis 1 Stunde
- 3000–5000 ppm → apoplektiformer Tod durch zerebrale Anoxie innerhalb weniger Minuten

Therapie/Antidot

- **Cave: Explosionsgefahr und Selbstschutz beachten!**

Symptomatische Behandlung

- Frühestmögliche Gabe von 100 % Sauerstoff (NBO); Intubation; Beatmung; Kreislaufstabilisation durch Katecholamine; Behandlung der metabolischen Azidose

Antidot

- Hyperbare Sauerstoff-Therapie (HBO) in einer Druckkammer
- **Bei einer Rauchgasvergiftung:** gleichzeitige Vergiftung durch Blausäure möglich (Hydroxocobalamin: Cyanokit®; Natriumthiosulfat; **Cave:** 4-DMAP ist hier kontraindiziert!)

Prävention

- CO-Detektor

Vergleiche

- **Rauchgasvergiftung**: toxisches Lungenödem; Behandlung mit inhalativen Glucocorticoiden (z. B. Beclometason)
- ▸ Kap. 5.3, Blausäure (HCN) und Cyanide

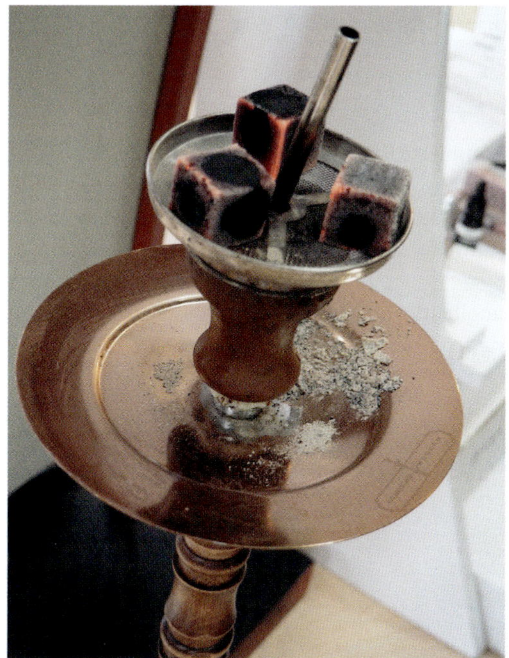

Beim Verbrennen der Kohle auf dem Shisha-Kopf wird Kohlenstoffmonoxid freigesetzt.

5.9 Methanol

Beschreibung

Methanol	CH_3OH, Methylalkohol
Eigenschaften	■ Klare, farblose, flüchtige, hygroskopische Flüssigkeit ■ Geruch und Geschmack ähnlich wie Ethanol ■ Dichte: 0,7869 g/cm^3 (25 °C) ■ Siedetemperatur: ca. 64 °C; leicht entflammbar

Arzneibuchverweise/Analytik

Europäisches Arzneibuch (Ph. Eur.)

- **Monografien:** Methanol | Ethanol 96 % | Wasserfreies Ethanol | Folsäure-Hydrat

Vergiftungsumstände

- Nicht sachgerecht destillierte Brände („Schwarzbrennen")
- Gepanschter Alkohol
- Treibstoff für Modellflugzeuge (Umfüllen, z. B. in Getränkeflaschen)
- Brennspiritus ausländischer Herkunft mit Methanol als Vergällungsmittel
- Umgang mit methanolhaltigen Lösungsmitteln; Biodieselherstellung (Umesterung mit Methanol)

Vergiftungsmechanismus

- Oxidation in der Leber zu den toxischen Metaboliten Formaldehyd und Ameisensäure durch Enzyme, die ansonsten am Ethanolabbau beteiligt sind.

Vergiftungssymptome

Dreiphasiger Verlauf

1. **Phase (≤ 2 Stunden):**
   - Übelkeit, Erbrechen, Bauchschmerzen, Schwindel, Kopfschmerzen
   - Rauschzustände ab 0,2 g/kg KG
   - **Cave:** Bei gleichzeitiger Aufnahme von Ethanol verlängert sich die Latenzzeit!
2. **Phase (≥ 2 Stunden):**
   - **Metabolische Azidose mit Anionenlücke und osmotischer Lücke („osmolal gap")** (durch Ameisensäure, verstärkt durch Lactatazidose)
   - Hyperventilation (Kussmaul-Atmung), Muskelschmerzen
   - **Augensymptome:** verschwommenes Sehen, „Schneegestöber", Skotom, Mydriasis, träge Reaktion der Augenmuskeln, Erblindung mit Papillenödem
   - Somnolenz bis Koma, Hirnödem führt zu Atemstillstand und Herz-Kreislauf-Versagen
   - Zerebrale Blutungen und Infarkte
3. **Phase (≥ 1 Woche), Residualschäden:**
   - Erblindung durch Optikusatrophie
   - Funktionelle Störungen in verschiedenen Gehirnarealen, z. B. Parkinsonoid durch Nekrose des Putamens

5

Toxizität/Toxikologische Daten

- Letale Dosis p. o.: ab 30 g; 1 g/kg KG
- Nicht verstoffwechseltes Methanol hat nur geringe Toxizität; problematisch sind die Abbauprodukte

Therapie/Antidot

Primäre Giftelimination

- **Magenspülung** innerhalb von 60 Minuten nach Ingestion
- **Aktivkohle ohne Wirkung!**

Sekundäre Giftelimination

- Hämodialyse zur Entfernung von Methanol und Ameisensäure und Korrektur der Azidose bei schweren Intoxikationen

Antidote

- **Ethanol i.v. (in 5%iger Glucoselösung):** Blutalkoholspiegel auf **0,5–1 ‰** halten, bis Methanolkonzentration im Blut unter 0,2 g/L abgefallen ist (→ kompetitive Hemmung der Alkoholdehydrogenase) oder
- **Fomepizol (4-Methylpyrazol) i.v.:** insbesondere bei Kindern (→ kompetitive Hemmung der Alkoholdehydrogenase; keine ZNS-Wirkung; keine Gefährdung durch Hypoglykämie)
  Cave: Während einer Hämodialyse muss die Antidotbehandlung mit angepasster Dosierung fortgesetzt werden!
- **Folsäure:** zusätzlich zur Verbesserung des Ameisensäureabbaus

Symptomatische Behandlung

- Intubation und Beatmung
- Gabe von Natriumhydrogencarbonat zum Azidoseausgleich und zur Beschleunigung der Ausscheidung von Ameisensäure

Vergleiche

- Andere toxische Alkohole: ▸Kap. 5.6, Ethylenglycol; Isopropanol
- Coprinus-Syndrom: ▸Kap. 2.4, Faltentintling (*Coprinus atramentarius*)
- Vergiftung mit Ameisensäure: Antidot Folsäure

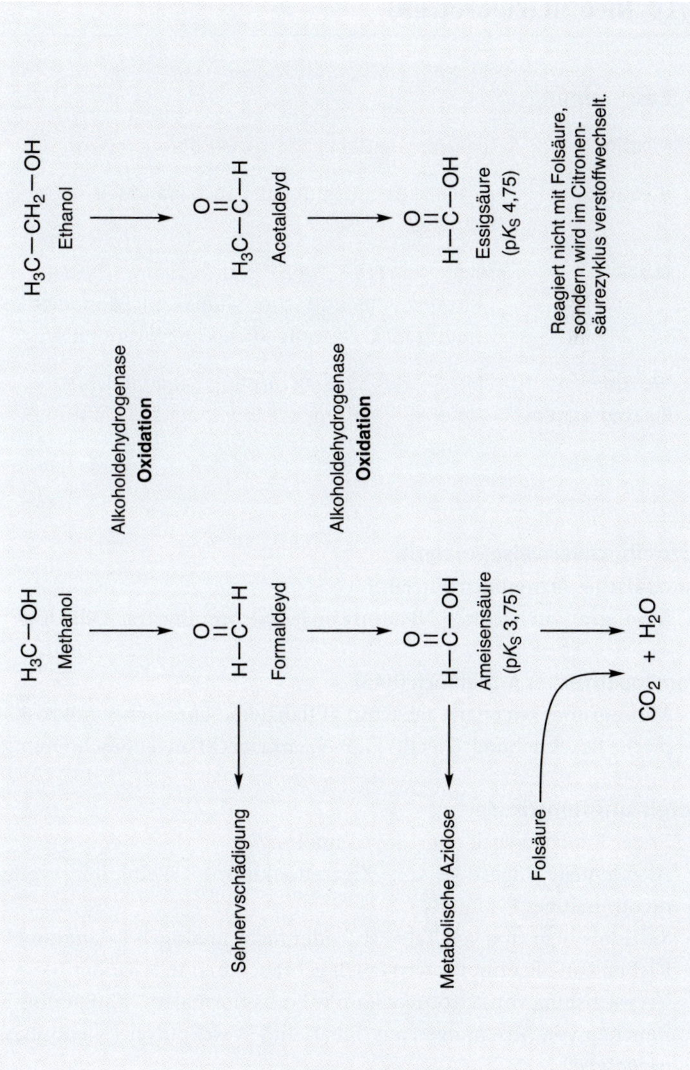

Mechanismus der Methanol-Vergiftung im Vergleich zum Ethanolabbau

5.10 Nicotin (Zigaretten)

Beschreibung

Nicotin	Alkaloid der Tabakpflanze (*Nicotiana tabacum*)
Nicotinsulfat	Pflanzenschutzmittel, in Deutschland seit 2010 verboten
Tabak	Zigaretten (15–25 mg Nicotin), Zigarren (90 mg Nicotin), Kau- und Schnupftabak, nicotinhaltige Liquids für E-Zigaretten (6–36 mg Nicotin/mL)
Nicotin-Ersatztherapie	Pflaster (bis 52,5 mg Nicotin), Kaugummi (bis 4 mg), Nicotinspray zur Anwendung in der Mundhöhle

Arzneibuchverweise/Analytik

Europäisches Arzneibuch (Ph. Eur.)

- **Monografien:** Nicotin | Nicotinresinat | Nicotinditartrat-Dihydrat

Homöopathisches Arzneibuch (HAB)

- **Monografie:** Nicotiana tabacum (Pflanzenbeschreibung; mikroskopische Beschreibung; Gehalt) | Lobelia inflata (Pflanzenbeschreibung)

Vergiftungsumstände

- Erster Rauchversuch oder „rapid smoking“
- Akzidentelle Ingestion von Zigarettenkippen (Kleinkinder) oder nicotinhaltiger E-Liquids
- Suizidale Ingestion von Tabaksud oder nicotinhaltigen E-Liquids
- Kleben von Nicotinpflastern (auch gebrauchte) durch Kinder
- Verwechslung von Nicotinkaugummi mit „normalem“ Kaugummi
- Rauchen von Mischungen aus Tabak und Waschpulver (Nicotinbase freigesetzt)

Vergiftungsmechanismus

Ganglienblocker

- Agonist an nicotinergen Acetylcholinrezeptoren im sympathischen und parasympathischen Nervensystem, im ZNS und an der motorischen Endplatte; wirkt zunächst stimulierend und später durch Dauerdepolarisation lähmend
- Aktivierung der Chemorezeptor-Trigger-Zone in der Area postrema → Erbrechen

Vergiftungssymptome

- Übelkeit, Erbrechen, Diarrhö, Harnverhalt
- Blässe, selten Hautrötung, livides Munddreieck, Lippenzyanose
- Initial: Miosis, Bradykardie, Hypertonie; später: Mydriasis, Tachykardie, Hypotonie
- Vermehrter Speichelfluss, kalter Schweiß, Bronchosekretion
- Kopfschmerzen, Unruhe, Tremor, Ataxie, Schwindel, Verwirrtheit
- Bei schweren Vergiftungen: Bewusstlosigkeit, Atemlähmung, tonisch-klonische Krämpfe, Herzrhythmusstörungen und Kreislaufschock

Toxizität/Toxikologische Daten

- Potenzielle LD: 0,5–1,0 mg/kg KG
- Nicotinlösung führt auch über die intakte Haut und die Augen zur Vergiftung!
- Ingestion von Zigarettenkippen für Kleinkinder vergleichsweise ungefährlich (Protonierung des Nicotins durch HCl im Magen)
- **Gefährlich:** Kleben von Nicotinpflaster, Kauen von Nicotinkaugummi (transdermale oder mucosale Resorption)
- ADI: 0,0008 mg/kg KG (EFSA)
- FSD (Herstellung nach HAB): Nicotiana tabacum D6

Therapie/Antidot

Primäre Giftelimination

- **Aktivkohle** bei Ingestion

Dekontamination

- **Haut:** Entfernen benetzter Kleidung, Pflaster entfernen, mit reichlich Wasser und Seife spülen
- **Augen:** sofort intensiv (mind. 15 Minuten) mit Wasser spülen; danach immer stationäre Überwachung für 4–6 Stunden oder bis zum Abklingen der Symptome

Antidot

- **Atropin:** bei Speichelfluss, Bradykardie, Bronchosekretion

Symptomatische Behandlung

- Atemdepression: Sauerstoff, Intubation und Beatmung
- Krämpfe: Diazepam
- Schockzustände: Infusionstherapie und Katecholamine

Vergleiche

Andere Ganglienblocker

- ▸Kap. 1.7, Gefleckter Schierling (*Conium maculatum*)
- ▸Kap. 1.11, Gemeiner Goldregen (*Laburnum anagyroides*; *Cytisus laburnum*)
- ▸Kap. 1.8, Gewöhnlicher Besenginster (*Cytisus scoparius*)
- *Nicotiana glauca* (Baumtabak): enthält **Anabasin**
- *Lobelia inflata* („Indianertabak“) enthält **Lobelin** (früher: zur Raucherentwöhnung)
- **Neonicotinoide:** Pflanzenschutzmittel (Insektizide); weniger toxisch als Nicotin

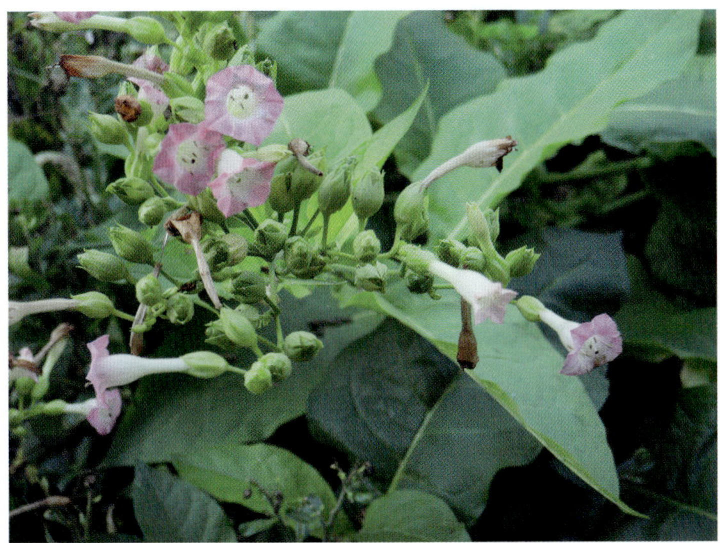

Tabakpflanze (*Nicotiana tabacum*)

5

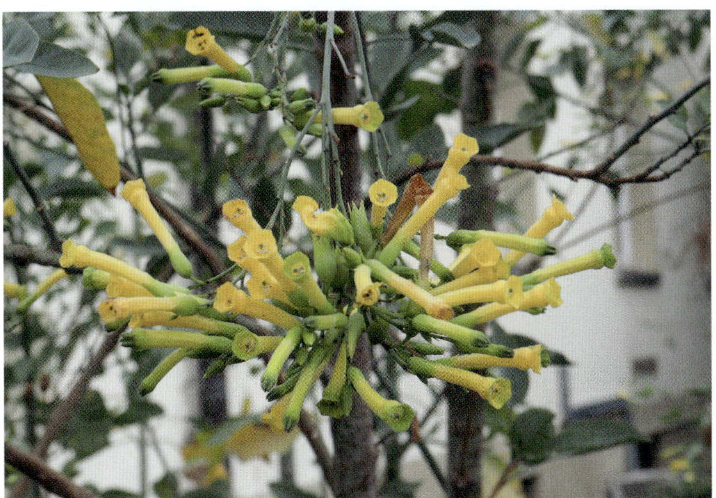

Baumtabak *(Nicotiana glauca)*

5.11 Nitrate und Nitrite (Salze und Ester)

Beschreibung

Düngemittel	KNO_3; $Ca(NO_3)_2$; NH_4NO_3
Pökelsalz	Enthält 1–2 % $NaNO_3$ (E 251) oder KNO_3; Nitritpökelsalz: enthält max. 0,4–0,5 % KNO_2 (E 249) oder $NaNO_2$ (E 250)
Schießpulver	Schwarzpulver: Mischung aus KNO_3, Schwefel und Holzkohle
Basisches Bismutnitrat	Ulcustherapeutikum; obsolet
Silbernitrat	„Höllenstein": Ätzstift zur äußerlichen Behandlung von Warzen und Nabelgranulomen Als Augentropfen 1–2%ig zur Credé-Prophylaxe
Organische Nitrate	Eingesetzt zur Koronargefäßerweiterung: Glyceroltrinitrat (Nitroglycerin), Isosorbiddinitrat, Isosorbidmononitrat, Pentaerythrityltetranitrat

O_2N–O–CH_2–CH(O–NO_2)–CH_2–O–NO_2

Glyceroltrinitrat

Arzneibuchverweise/Analytik

Europäisches Arzneibuch (Ph. Eur.)

- **Monografien:** Kaliumnitrat | Natriumnitrit | Schweres basisches Bismutnitrat | Silbernitrat | Glyceroltrinitrat-Lösung | Pentaerythrityltetranitrat-Verreibung | Verdünntes Isosorbiddinitrat | Verdünntes Isosorbidmononitrat

Homöopathisches Arzneibuch (HAB)

- **Monografien:** Acidum nitricum | Argentum nitricum | Kalium nitricum | Natrium nitricum

Arzneibuch der Vereinigten Staaten (USP)

- **Monografie:** Methylene Blue

Vergiftungsumstände

- Nitratbelastetes Trinkwasser, gefährlich für Säuglinge, besonders Frühgeborene, und bei Glucose-6-phosphat-Dehydrogenasemangel: „**Brunnenwassermethämoglobinämie**"
- Nitrathaltige Nahrungsmittel: Spinat, Rote Bete, Wirsing; Nicht aufwärmen!
- Ingestion von nitrathaltigen Düngemitteln
- Überdosierung von nitrathaltigen Arzneimitteln: z. B. Koronartherapeutika
- Missbrauch als „Poppers": Amyl-, Butyl-, Isobutylnitrit
- Fehlanwendung von Amylnitrit und Natriumnitrit zur Behandlung der Cyanidvergiftung (Cyanide Kit Lilly® zur gezielten Methämoglobinbildung)
- Verwendung von Natriumnitrit als Suizidmittel

5

Vergiftungsmechanismus

- Umwandlung von **Nitrat in wesentlich toxischeres Nitrit** durch mikrobiologische oder enzymatische Einwirkungen
- **Methämoglobinbildung:** Umwandlung von Fe^{2+} des Hämoglobins in Fe^{3+} (Met-Hb, Hämiglobin, Ferrihämoglobin)
- **Vasodilatation** durch Umwandlung in NO → Hypotonie (v. a. organische Nitrate)
- **Nitrosaminbildung** nach Erhitzen von mit Nitritpökelsalz behandeltem Fleisch → kanzerogen

Vergiftungssymptome

- Übelkeit, Erbrechen, Bauchschmerzen
- **Blutdruckabfall**, Flush, Kopfschmerzen, Schwindel, Müdigkeit
- **Methämoglobinämie** (graublaue Zyanose, schokoladenbraunes Blut)
- Dyspnoe, Tachypnoe
- Koma, Krampfanfälle, Herzrhythmusstörungen, Kreislaufkollaps
- Hyperkaliämie bei Intoxikationen mit Kaliumsalzen

Toxizität/Toxikologische Daten

- MetHb: < 30 % leichte, 30–50 % mittelschwere, > 50 % schwere Vergiftung; > 70 % unbehandelt tödlich
- LD $NaNO_2$: 1 g (Erwachsener); LD $NaNO_3$: 4–6 g (Erwachsener)
- Trinkwasserverordnung: Nitrat-Grenzwert 50 mg/L
- Wasser zur Zubereitung von Säuglingsnahrung: Nitratgehalt max. 10 mg/L
- Reference Dose for Oral Exposure (RfD): Nitrat: 1,6 mg/kg/d; Nitrit: 1,0 mg/kg/d
- FSD (Herstellung nach HAB): Natrium nitricum D4 | Kalium nitricum D4 | Argentum nitricum D6 | Acidum nitricum D4

Therapie/Antidot

Primäre Giftelimination

- Aktivkohle (nach Ingestion von Salzen unwirksam)

Sekundäre Giftelimination

- Austauschtransfusion bei Neugeborenen und Säuglingen, wenn Antidot nicht ausreichend wirksam

Antidote

- **Methylenblau** (Methylthioniniumchlorid®) oder **Toloniumchlorid** (Toluidinblau®) i. v. zur Behandlung der Methämoglobinämie (> 30 % MetHb; Reduktion des MetHb über den NADPH-Reduktase-Stoffwechselweg zurück zu Hb)

Symptomatische Behandlung

- Behandlung der Hypotonie

Vergleiche

Andere Methämoglobinbildner

- 4-DMAP (Antidot); ▸ Kap. 5.3, Blausäure (HCN) und Cyanide
- Chlorate, Perchlorate
- Aniline, Nitrobenzol
- Dapson, Primaquin (Malariatherapie)

Phosphodiesterasehemmer (PDE5-Hemmer)

- **Sildenafil (Viagra®), Tadalafil, Vardenafil:** lebensbedrohliche Hypotonie in Kombination mit organischen Nitraten und Nitriten

5.12 Radioaktive Isotope

Beschreibung

Gefährdung Bei kerntechnischen Unfällen und Atombombenexplosionen sind Isotope **mittlerer Lebensdauer** (einige Tage bis einige Jahre) für den Menschen gefährlich, dabei im Besonderen die Isotope:

- ${}^{137}_{55}Cs$ (HWZ 30 Jahre),
- ${}^{131}_{53}I$ (HWZ 8 Tage),
- ${}^{90}_{38}Sr$ (HWZ 30 Jahre)

Arzneibuchverweise/Analytik

Europäisches Arzneibuch (Ph. Eur.)

- **Monografie:** Kaliumiodid

Vergiftungsumstände

- Kerntechnische Unfälle
- Atombombenexplosionen

Vergiftungsmechanismus

Der Organismus kann nicht zwischen den radioaktiven und stabilen Isotopen eines Elements unterscheiden und bezieht alle Isotope in seine Prozesse ein.

- **Caesium (Isotop ${}^{137}_{55}Cs$):**
  - ${}^{235}_{92}U \rightarrow \cdots \rightarrow {}^{137}_{55}Cs \rightarrow {}^{137}_{56}Ba$ (stabil) unter β^-- und γ-Strahlen-Emission
  - Biologische HWZ: 110 Tage
  - Caesium-Ionen verteilen sich wie Kalium im Organismus, besonders in der Skelettmuskulatur.
  - Radiocaesium unterliegt dem enterohepatischen Kreislauf.

- **Iod (Isotop $^{131}_{53}I$):**
  - $^{235}_{92}U \rightarrow \cdots \rightarrow ^{131}_{53}I \rightarrow ^{131}_{54}Xe$ (stabil) unter β^-- und γ-Strahlen-Emission
  - Biologische HWZ: 80 Tage
  - Iod reichert sich besonders in der Schilddrüse an.
- **Strontium (Isotop $^{90}_{38}Sr$):**
  - $^{235}_{92}U \rightarrow \cdots \rightarrow ^{90}_{38}Sr \rightarrow ^{90}_{39}Y \rightarrow ^{90}_{40}Zr$ (stabil) unter β^--Strahlen-Emission
  - Biologische HWZ: 49 Jahre
  - Strontium wird wie Calcium in Knochen und Zähne eingebaut; besonders problematisch: Tochterisotop $^{90}_{39}Y$ (vierfach höhere Strahlungsintensität bei einer HWZ von 64 Stunden).

Vergiftungssymptome

Deterministische Strahlenschäden

Strahlenkrankheit, abhängig von der Dosisaufnahme (ab 0,25 Sv):

- Übelkeit, Erbrechen, schwere Durchfälle
- Müdigkeit, Abgeschlagenheit, Kopfschmerzen
- Hautschädigung (Früherythem → Blasenbildung → Ulzeration)
- Haarausfall
- Rötung der Augen (konjunktivale Injektion)
- Granulozytopenie; Lymphozytopenie → Fieber, Infektionen
- Thrombozytopenie → hämorrhagische Diathese → Blutungen
- Bewusstseinstrübung → Koma, Tod

Stochastische Strahlenschäden

Spätfolgen:

- Somatische Schäden → alle Arten von Tumoren
- Genetische Schäden → Erbkrankheiten; Sterilität

Toxizität/Toxikologische Daten

- Deterministische Symptome abhängig von der Äquivalentdosis (in Sv)

Therapie/Antidot

- Verschiedene Maßnahmen der Dekontamination
- Symptomatische Maßnahmen: z. B. Schockbehandlung; Infektionsbehandlung

Antidote

- **Für Iod (Isotop $^{131}_{53}I$):**
  Iodblockade mit Kaliumiodid (**Kaliumiodid Lannacher® 65 mg**) → verhindert die $^{131}_{53}I$-Einlagerung in die Schilddrüse (kompetitiver Antagonismus) → nicht gespeichertes radioaktives Iod wird über die Nieren ausgeschieden (HWZ 6 Stunden)
- **Für Caesium (Isotope $^{137}_{55}Cs$ und $^{134}_{55}Cs$):**
  Eisen(III)-hexacyanoferrat(II) (Radiogardase® Cs) 500 mg → Verhinderung der Resorption durch Bindung der Cs-Ionen an „Berliner Blau“ → Unterbrechung des enterohepatischen Kreislaufs → Senkung der biologischen HWZ auf 40 Tage

Vergleiche

- **Thalliumvergiftung:** Antidotum Thalli-Heyl® (Eisen(III)-hexacyanoferrat(II)); ▸ Kap. 5.4, Bleiverbindungen und andere Schwermetalle

5.13 Spülmittel/Tenside

Beschreibung

Info

- Wasserlösliche, grenzflächenaktive Substanzen, die die Oberflächenspannung des Wassers herabsetzen und sich für Reinigungszwecke eignen
- Häufig Gemische mit Phosphaten, Bleichmitteln und Enzymen (z. B. bei Spülmaschinentabs)

Anionische Tenside:

- Starke Schaumbildung
- Na- und K-Salze höherer Fettsäuren, verwendet in Seifen und Flüssigseifen
- Fettalkoholsulfonate, Alkyl- oder Alkylarylsulfonate u. a.; in Spül-, Fein- und Grobwaschmitteln; in Teppich-, Fußboden- und Glasreinigern; in Kosmetika

Nichtionische Tenside:

- Geringere Schaumbildung
- Alkylphenolpolyglycolether; Fettsäureester von Polyalkoholen; in Maschinenwaschmitteln, Spülmaschinentabs und Klarspülern

Kationische Tenside:

- Schäumen nicht
- Quartäre Ammoniumverbindungen u. a.; in Weichspülern und flüssigen Wollwaschmitteln
- **Benzalkoniumchlorid**: in Desinfektionsmitteln, Sanitärreinigern, Fußbodenreinigern; zur Konservierung von Arzneimitteln
- **Cetrimid:** zur Konservierung von Arzneimitteln

5

Arzneibuchverweise/Analytik

Europäisches Arzneibuch (Ph. Eur.)

- **Monografie:** Simeticon

Vergiftungsumstände

- Akzidentelle Ingestion von Wasch- und Spülmitteln, Liquid Caps, Flüssigseife und Shampoos durch Kleinkinder (attraktive lebensmittelartige Gestaltung, angenehme Gerüche)
- Verwechslungen durch Umfüllen in Getränkeflaschen
- Ingestion durch geriatrische Patienten problematisch; durch eingeschränkten Geruchs- und Geschmackssinn werden größere Mengen aufgenommen
- Missbräuchlicher Verzehr von Waschmittelkapseln durch Jugendliche („Tide Pod Challenge")
- Ingestion von Reinigungs- und Desinfektionsmitteln in suizidaler Absicht

Vergiftungsmechanismus

- Gewebeschädigung durch reizende oder ätzende Wirkungen
- Bronchospasmus, Pneumonitis, ARDS (Schädigung des Surfactant) durch Aspiration

Vergiftungssymptome

Anionische und nichtionische Tenside

- **Augen/Haut:** Brennen, Rötung; starker Tränenfluss, Bindehautschwellung, Hornhautschädigung
- **Ingestion:** Kratzen, Brennen im Hals, Erbrechen, Bauchschmerzen, Blähungen und Durchfall; bei Erbrechen Aspirationsgefahr

Kationische Tenside (insb. Benzalkoniumchlorid, Cetrimid)

- **Augen/Haut:** Nekrosen, Ulzeration, am Auge Erblindungsgefahr
- **Aspiration:** Husten, Atemnot, Zyanose; Erstickungsangst
- **Ingestion:** blutiges Erbrechen, Bauchschmerzen, blutiger Durchfall; Ulzeration mit Perforationsgefahr
- Bei **Benzalkoniumchlorid** systemische Wirkungen möglich: Hämolyse; akutes Nierenversagen; Curare-ähnliche Wirkung mit Muskelschwäche, Atemdepression, Bewusstlosigkeit und Krampfanfällen

Toxizität/Toxikologische Daten

Anionische und nichtionische Tenside

- Gering toxisch; bis 1 g/kg KG unbedenklich

Kationische Tenside

- **Benzalkoniumchlorid:**
  - Reizung der Schleimhaut ab 0,2%iger Lösung, der Haut ab 1%iger Lösung
  - Verätzung der Schleimhaut ab 2%iger Lösung, der Haut ab 7%iger Lösung
  - 100–400 mg/kg KG: potenziell lebensbedrohliche Vergiftungen
- **Cetrimid:**
  - Bis 7,5%ige Produkte: reizende Wirkung
  - In höherer Konzentration ätzend

Therapie/Antidot

Sofortmaßnahmen

- **Kein Erbrechen auslösen!**
- Mund ausspülen; danach Tee, Saft oder kohlensäurefreies Wasser trinken lassen.
- **Augen und Haut sofort 10 Minuten unter fließendem Wasser spülen!**
- **Bei Atemnot (Aspirationsverdacht) Notarzt über 112 rufen!**
- Anruf bei der Giftinformationszentrale, um ätzende Wirkung auszuschließen; zur Produktidentifikation **Etikett bereithalten!**

5

Antidot

- **Simeticon** (Entschäumer) bei Ingestion anionischer und nichtionischer Tenside

Weitere Maßnahmen

- **Bei Ingestion kationischer Tenside:** Erstversorgung s. oben; weitere stationäre Behandlung wie bei Verätzungen

Vergleiche

- **Regeneriersalz:** 100 % NaCl; Kochsalzvergiftung; LD ab 0,3–0,5 g/kg KG
- **Lampenöle, flüssiger Grillanzünder**: Paraffine, Petroleum mit sehr niedriger Viskosität; **Cave: Extrem hohe Aspirationsgefahr beim Verschlucken schon geringster Mengen!**

6 Giftnotrufe

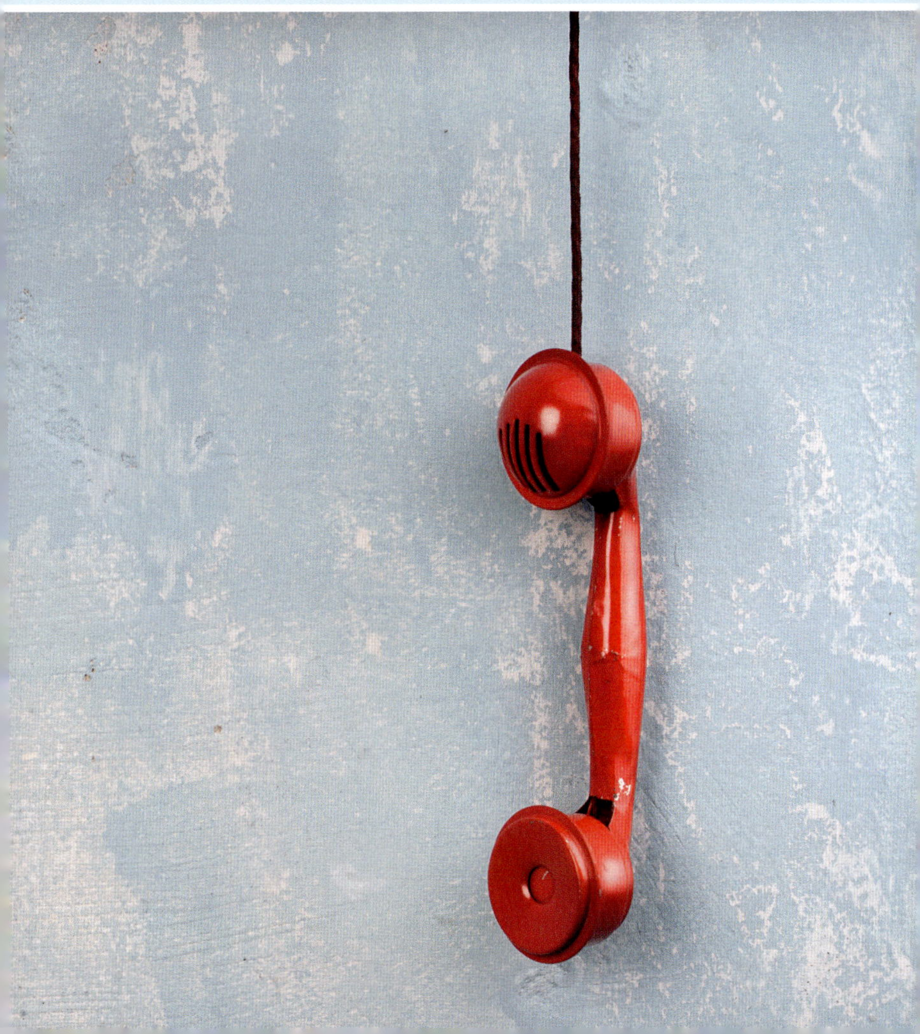

Giftnotrufe Deutschland und umgebende Länder (Notfalldepot RLP)

Deutschland

Berlin

Giftnotruf der Charité Universitätsmedizin
Campus Benjamin Franklin, Haus VIII (Wirtschaftsgebäude), UG
Hindenburgdamm 30
12203 Berlin
Notruf: 030/19240
Anfragen: 030/450 569 703
E-Mail: giftnotruf@charite.de
Internet: https://giftnotruf.charite.de/

Bonn

Informationszentrale gegen Vergiftungen
Zentrum für Kinderheilkunde, Universitätsklinikum Bonn
B30.3/B30.4
Eltern-Kind-Zentrum
Venusberg-Campus 1
53127 Bonn
Notruf: 0228/19240
E-Mail: gizbn@ukbonn.de
Internet: https://gizbonn.de/

Erfurt

Gemeinsames Giftinformationszentrum der Länder Mecklenburg-Vorpommern, Sachsen, Sachsen-Anhalt und Thüringen
c/o HELIOS Klinikum Erfurt
Nordhäuser Straße 74
99089 Erfurt
Notruf: 0361/730730
E-Mail: ggiz@ggiz-erfurt.de
Internet: https://www.ggiz-erfurt.de/

Freiburg

Vergiftungs-Informations-Zentrale Freiburg
Breisacher Straße 86 b
79110 Freiburg
Notruf: 0761/19240
E-Mail: giftinfo@uniklinik-freiburg.de
Internet: https://www.uniklinik-freiburg.de/giftberatung.html

Göttingen

Giftinformationszentrum-Nord der Länder Bremen, Hamburg, Niedersachsen und Schleswig-Holstein (GIZ-Nord)
Universitätsmedizin Göttingen – Georg-August-Universität
Robert-Koch-Straße 40
37075 Göttingen
Notruf: 0551/19240 (Jedermann); 0551/383180 (Fachleute)
E-Mail: giznord@giz-nord.de
Internet: https://www.giz-nord.de/

Mainz

Giftinformationszentrum Rheinland-Pfalz/Hessen/Saarland
Klinische Toxikologie
Universitätsmedizin der Johannes-Gutenberg-Universität Mainz, Gebäude 601
Langenbeckstraße 1
55131 Mainz
Notruf: 06131/19240
Infotelefon: 06131/232468
E-Mail: mail@giftinfo.uni-mainz.de
Internet: https://www.unimedizin-mainz.de/giz/uebersicht.html

München: Giftnotruf

Abteilung für Klinische Toxikologische und Giftnotruf München, Klinikum rechts der Isar der Technischen Universität München
Ismaninger Straße 22
81675 München
Notruf: 089/19240
E-Mail: tox@mri.tum.de
Internet:
https://toxikologie.mri.tum.de/

Rheinland-Pfalz: Notfalldepot

Online frei zugänglich
Internet: https://www.lak-rlp.de/apotheker-/-team/notfalldepots

Österreich	Schweiz
Wien	**Zürich**
Vergiftungsinformationszentrale Gesundheit Österreich GmbH AKH Leitstelle 6 Q Stubenring 6 A-1010 Wien **Notruf:** +43 1/4064343 **Beratung:** +43 1/4066898 (Sekretariat) **E-Mail:** kontakt@goeg.at **Internet:** https://goeg.at/Vergiftungsinformation	Schweizerisches Toxikologisches Informationszentrum (STIZ) Tox Info Suisse Freiestrasse 16 CH-8032 Zürich **Notruf:** 145 (schweizweit); +41 442/515151 (Ausland) **Infotelefon:** +41 442/516666 (Anfragen) **E-Mail:** info@toxinfo.ch **Internet:** https://www.toxinfo.ch/

Belgien/Luxemburg	Niederlande
Brüssel	**Utrecht**
Centre Antipoisons c/o Hôpital Militaire Reine Astrid Rue Bruyn 1 B-1120 Bruxelles **Notruf:** +32 70/245245 (innerhalb Luxemburg: 8002-5500) **E-Mail:** info@poisoncentre.be **Internet:** https://www.centreantipoisons.be/	Nationaal Vergiftigingen Informatie Centrum University Medical Centre Utrecht P. O. Box 85500 NL-3508 GA Utrecht **Notruf:** +31887558000 **E-Mail:** nvic@umcutrecht.nl **Internet:** https://www.vergiftigingen.info/ https://nvic.umcutrecht.nl/nvic/nl/

Polen	Frankreich
Danzig	**Paris**
Pomorskie Centrum Toksykologii Zakład Toksykologii Klinicznej Gdańskiego Uniwersytetu Medycznego ul. Kartuska 4/6 PL-80-104 Gdańsk **Notruf:** +48 58/6820404 **E-Mail:** pct@pctox.pl **Internet:** http://www.pctox.pl/	Centre Antipoison et de Toxicovigilance de Paris/Hôpital Fernand Widal 200, rue du Faubourg, Saint Denis F-75475 Paris Cedex 10 **Notruf:** +33 1/40054848 **E-Mail:** cap.paris.lrb@aphp.fr **Internet:** https://www.centres-antipoison.net/
Warschau	**Lyon**
Poison Centre of Warsaw Pl. Weteranow 4 PL-03-401 Warszawa **Notruf:** +48 22/6190897; +48 22/6196654 **Fax:** +48 22/6189666 keine E-Mail- und Internetadresse angegeben	Service Hospitalo-Universitaire de Pharmacotoxicologie (SHUPT) Bâtiment A; 162 Avenue Lacassagne F-69424 Lyon Cedex 03 **Notruf:** +33 4/72116911 **Fax:** +33 4/72116985 **E-Mail:** centre.antipoison@chu-lyon.fr **Internet:** https://shupt.univ-lyon1.fr
Weitere Zentren in Krakau, Łódź, Sosnowiec	**Nancy**
	CHRU de Nancy Hôpital Central 29, avenue Maréchal de Lattre de Tassigny F-54035 Nancy Cedex **Notruf:** +33 3/83225050 **E-Mail:** cap@chru-nancy.fr **Internet:** https://www.centres-antipoison.net/nancy/ **Weitere Zentren in Angers, Bordeaux, Lille, Marseille, Toulouse**

6

Dänemark (auch Grönland und Färöer)	Tschechische Republik
Kopenhagen	**Prag**
Danish Poisons Information Centre Bispebjerg Hospital – Giftlinjen Bispebjerg Bakke 23 E, Opgang 20 C DK-2400 København NV **Notruf:** +45 82121212 **E-Mail:** giftlinjen@regionh.dk **Internet:** https://www.bispebjerg-hospital.dk/giftlinjen/Sider/default.aspx	Toxicological Information Center Department of Occupational Medicine General University Hospital in Prague 1st Medical Faculty, Charles University Na Bojišti 1 CZ-120 00 Praha 2 **Notruf:** +42 02/24919293; +42 02/24915402 **E-Mail:** tis@vfn.cz **Internet:** https://www.tis-cz.cz/

Quellen

Allgemein

Literatur

Europäisches Arzneibuch 11 – Amtliche deutsche Ausgabe. Deutscher Apotheker Verlag, Stuttgart 2023

HPUS: The Homeopathic Pharmacopoeia of the United States, 2023. Online [Internet]. Access available on registration from: https://www.hpus.com/

Homöopathisches Arzneibuch. Stuttgart, Eschborn: Avoxa – Mediengruppe Deutscher Apotheker Eschborn, 2024

Karow Th, Lang-Roth R. Allgemeine und Spezielle Pharmakologie und Toxikologie 2021. Thomas Karow Verlag 2020

Karow Th, Lang-Roth R. Allgemeine und Spezielle Pharmakologie und Toxikologie 2023/24. Thomas Karow Verlag 2023

Karow Th, Lang-Roth R. Allgemeine und Spezielle Pharmakologie und Toxikologie 2024/25. Thomas Karow Verlag 2024

Nelson L S et al. Goldfrank's Toxicologic Emergencies. 11th ed., McGraw-Hill Education Ltd., New York 2018

Olson K R et al. Poisoning and Drug Overdose. 8th ed., McGraw-Hill Education Ltd., New York 2022

Risiko Pflanze – Einschätzung und Hinweise. Bundesinstitut für Risikobewertung, Berlin 2017

Schäfer C, Marshall-Kunz B. Gifte und Vergiftungen in Haushalt, Garten, Freizeit. 2. Aufl., Wissenschaftliche Verlagsgesellschaft Stuttgart 2014

Teuscher E, Lindequist U. Biogene Gifte: Biologie, Chemie, Pharmakologie, Toxikologie. Wissenschaftliche Verlagsgesellschaft Stuttgart 2010

The United States Pharmacopeia, The United States Pharmacopeial Convention, Rockville, MD 20852

von Mühlendahl K E et al. Vergiftungen im Kindesalter. Georg Thieme Verlag, Stuttgart, New York 2003

Zilker Th. Klinische Toxikologie für die Intensivmedizin: Noxen, Symptome, Therapie, Analytik. 2. Aufl., UNI-MED Verlag, Bremen 2023

Internet

ABDA-Datenbank: https://www.pharmazie.com/

https://www.hma.eu/fileadmin/dateien/Human_Medicines/01-About_HMA/Working_Groups/HMPWG/2020_09_HMPWG_Consolidated-List-FSD-1-5.pdf (abgerufen 17.07.2024)

https://www.toxinfo.ch/behandlungsschemata (abgerufen 21.01.2025)
https://www.vetpharm.uzh.ch/Cms/CliniPharmTox/clinidoc.html (abgerufen 21.01.2025)
TOXBASE Datenbank: The primary clinical toxicology database of the National Poisons Information Service, https://www.toxbase.org/ (abgerufen am 15.08.2023)

Pflanzen

Literatur

Chan TY, Tomlinson B, Chan WW et al. A case of acute aconitine poisoning caused by chuanwu and caowu. J Trop Med Hyg 96(1): 62–63, 1993
Chen HY, Horng H, Rowley F, Smollin C. Rapid respiratory arrest after ingestion of poison hemlock mistaken for wild celery. Clin Toxicol (Phila) 55(2): 155–156, 2017
Eddleston M et al. Anti-colchicine Fab fragments prevent lethal colchicine toxicity in a porcine model: a pharmacokinetic and clinical study. Clin Toxicol (Phila) 56(8): 773–781, 2018
Farag M et al. Extracorporeal life support and digoxin-specific Fab fragments for successful management of Taxus baccata intoxication with low output and ventricular arrhythmia. Am J Emerg Med 35(12): 1987.e3–1987.e7., 2017
Habermehl G, Ziemer P. Mitteleuropäische Giftpflanzen und ihre Wirkstoffe. Springer, Berlin, Heidelberg, New York 1999
HagerROM Enzyklopädie der Arzneistoffe und Drogen. Wissenschaftliche Verlagsgesellschaft Stuttgart 2019
Hagers Enzyklopädie der Arzneistoffe und Drogen. Wissenschaftliche Verlagsgesellschaft Stuttgart 2007
Hermanns-Clausen M et al. Bundesgesundheitsblatt 62, 73–83, 1336–1345, 2019
Hong MK, Yang JH, Chung CR et al. Refractory Ventricular Arrhythmia Induced by Aconite Intoxication and Its Treatment with Extracorporeal Cardiopulmonary Resuscitation. Korean J Crit Care Med 32(2): 228–230, 2017
McIntire MS, Guest JR, Porterfield JF. Philodendron – an infant death. J Toxicol Clin Toxicol 28(2): 177–183, 1990
Peake PW et al. Fab fragments of ovine antibody to colchicine enhance its clearance in the rat. Clin Toxicol (Phila) 53(5): 427–432, 2015

Pincus SH, Smallshaw JE, Song K et al.. Passive and active vaccination strategies to prevent ricin poisoning. Toxins (Basel) 3(9): 1163–1184, 2011

Schulz G. Sekundäre Inhaltsstoffe in den Ordnungen und Familien der Gefäßpflanzen. Eigenverlag Günter Schulz 2024 (Books on Demand); ISBN: 978-3-759720450

Smallshaw JE, Vitetta ES. Ricin vaccine development. Curr Top Microbiol Immunol 357: 259–272, 2012

Vardon Bounes F et al. Suicide attempt with self-made Taxus baccata leaf capsules: survival following the application of extracorporeal membrane oxygenation for ventricular arrythmia and refractory cardiogenic shock. Clin Toxicol (Phila) 55(8): 925–928, 2017

Internet

Bekanntmachung einer Liste besonders giftiger Gartenpflanzen und einheimischer Pflanzen in der freien Natur (BfR-Kategorien):

https://www.bundesanzeiger.de/pub/de/amtlicher-teil?0&year=2021&edition=BAnz+AT+02.07.2021 (abgerufen 21.01.2025)

https://gizbonn.de/giftzentrale-bonn/pflanzen/ (abgerufen 17.07.2024)

Pilze

Literatur

Brooks DE, Graeme KA. Gyromitra Mushrooms. Aufsatz in: Brent J et al. (eds). Critical Care Toxicology (2nd ed.). Springer International Publishing Cham (Switzerland) 2017

Buchheim-Schmidt S. Einheimische Giftpilze – Verwechslungen, Vergiftungssymptome. Universität Leipzig 2009, Abschlussarbeit PGS Toxikologie (online nicht mehr zugänglich; bei Interesse bitte bei der Autorin melden)

Carlsson A, Henning M, Lindberg P et al. On the disulfiram-like effect of coprine, the pharmacologically active principle of Coprinus atramentarius. Acta Pharmacol Toxicol (Copenh) 42(4): 292–297, 1987

Dinis-Oliveira RJ, Soares M, Rocha-Pereira C et al. Human and experimental toxicology. Hum Exp Toxicol 16(4): 189, 1997

Flammer R, Horak E. Giftpilze – Pilzgifte. Schwabe Verlag, Basel, Berlin 2003

Ganzert M, Felgenhauer N, Zilker T. Indication of liver transplantation following amatoxin intoxication. J Hepatol 42(2): 202–209, 2005

Ganzert M. Indikation zur Lebertransplantation bei der Knollenblätterpilzvergiftung. Technische Universität München 2005, Dissertationsschrift (online zugänglich: https://mediatum.ub.tum.de/doc/602753/602753.pdf; abgerufen 17.07.2024)

Risiko Pilze – Einschätzung und Hinweise. Bundesinstitut für Risikobewertung, Berlin 2005

Wennig R, Eyer F, Schaper A et al. Mushroom poisoning. Dtsch Arztebl Int 117(42): 701–708, 2020

Wessely M, Schönermarck U, Raziorrouh B et al. Orellanus-Syndrom: seltene Ursache eines akuten Nierenversagens [Orellanus syndrome: a rare cause of acute renal failure]. Dtsch Med Wochenschr 132(37): 1880–1822, 2007

Internet

Flammer R. Flammer Th. Mykologische Notfalldiagnostik, 4. Aufl. 2023; zu beziehen über https://www.myko-service.de/p/flammer-r-mykologische-notfalldiagnostik (abgerufen 15.12.2024)

https://roempp.thieme.de/lexicon/RD-15-00798#/ (abgerufen 17.07.2024)

https://roempp.thieme.de/lexicon/RD-08-02135 (abgerufen 17.07.2024)

https://www.lgl.bayern.de/lebensmittel/chemie/schimmelpilzgifte/mutterkornalkaloide/index.htm#gehalte (abgerufen 17.07.2024)

https://biologie-seite.de/Biologie/Coprin (abgerufen am 07.12.2024)

Tiergifte

Literatur

Mebs D. Gifttiere. Wissenschaftliche Verlagsgesellschaft Stuttgart 2010

Prenzel F et al. Kreuzotterbisse - Klinik, Diagnostik und Behandlung. Dtsch Med Wochenschr 133(20): 1075–1080, 2008

Internet

https://www.antivenoms.toxinfo.med.tum.de/synopsis.html (abgerufen 21.01.2025)

https://www.rote-liste.de/api/w-information/?rel_link=/wp-content/uploads/2022/12/Antidotarium.pdf (abgerufen 18.07.2024)

https://www.vapaguide.info/ (abgerufen 21.01.2025)

Arzneimittel

Literatur

Abdulla W, Vogt S. Praxisbuch Interdisziplinäre Intensivmedizin. 4. Aufl., Urban & Fischer Verlag/Elsevier GmbH, München 2021

Europäisches Arzneibuch 11 – Amtliche deutsche Ausgabe. Deutscher Apotheker Verlag, Stuttgart 2023

Frohne D. Heilpflanzenlexikon. 9. Aufl., Wissenschaftliche Verlagsgesellschaft Stuttgart 2021

Hahn J et al. Ulmer Notfallalgorithmus: die Akuttherapie von medikamenteninduzierten bradykininvermittelten Angioödemen. Medizinische Klinik - Intensivmedizin und Notfallmedizin 114(8): 708-716, 2019

Hirsch S, Ahrenstorf G, Schmidt R et al. Methotrexat: Todesfälle durch falsche Dosis. Dtsch Arztebl 117(3): A-76/B-68/C-64, 2020

Johannsen S, Schuster F. Maligne Hyperthermie – Pathophysiologie, Diagnostik und Therapie. Anästhesiol Intensivmed Notfallmed Schmerzther 54(09): 527–537, 2019

Mactier R, Laliberté M, Mardini J et al., EXTRIP Workgroup. Extracorporeal treatment for barbiturate poisoning: recommendations from the EXTRIP Workgroup. Am J Kidney Dis 64(3): 347–358, 2014

Marquardt H, Schäfer SG, Barth H (Hrsg.). Lehrbuch der Toxikologie. 4. Aufl., Wissenschaftliche Verlagsgesellschaft Stuttgart 2019

Mebs D. Heilende Gifte. Wissenschaftliche Verlagsgesellschaft Stuttgart 2014

Mutschler E. Arzneimittelwirkungen. Wissenschaftliche Verlagsgesellschaft Stuttgart 2020

Nemec K, Schubert-Zsilavecz M. Vom Teprotid zum Captopril – Rationales Design von ACE-Hemmern. Pharmazie in unserer Zeit 32(1): 11 - 15, 2003

Nicholson WA. Attempted suicide with insulin. Practitioner. 195(170): 790–793, 1965. PMID: 5847224

Prasa D et al. Ramipril – how toxic is it? (Abstract 185) In: 42nd International Congress of the European Association of Poisons Centres and Clinical Toxicologists (EAPCCT), 24–27 May 2022, Tallinn, Estonia. Clinical Toxicology 60(Suppl1): 86–87, 2022 (online zugänglich: https://www.eapcct.org/publicfile.php?folder=congress&file=Abstracts_Tallinn22.pdf; abgerufen 17.07.2024)

Raymond LW. „Barbiturate blisters“ in a case of severe hypoglycaemic coma. Lancet 2(7780): 764, 1972. PMID: 4116178

Reichl FX. Taschenatlas Toxikologie. 3. Aufl., Georg Thieme Verlag, Stuttgart, New York 2009

Roberts DM, Buckley NA. Enhanced elimination in acute barbiturate poisoning – a systematic review. Clin Toxicol (Phila) 49(1): 2–12, 2011

Tampakis K et al. Intravenous lipid emulsion as an antidote in clinical toxicology: a systematic review. Eur Rev Med Pharmacol Sci 24(12): 7138–7148, 2020

Internet

Betäubungsmittelgesetz: https://www.gesetze-im-internet.de/btmg_1981/ (abgerufen 17.07.2024)

https://flexikon.doccheck.com/de/Hypoglyk%C3%A4mie (abgerufen 17.07.2024)

https://www.inchem.org/documents/pims/pharm/insulin.htm (abgerufen am 11.02.2025)

https://kkimk.de/wp-content/uploads/2014/09/opioid_vergleichstabelle.pdf (abgerufen 17.07.2024)

https://medicalforum.ch/de/detail/doi/smf.2020.08419 (abgerufen 17.07.2024)

https://www.arznei-telegramm.de/html/1991_01/9101002_01.html (abgerufen 17.07.2024)

https://www.ggiz-erfurt.de/aktuelles-detail/fehlanwendung-methotrexat-2014.html (abgerufen 17.07.2024)

Mineral- und Tafelwasserverordnung (Stand 2017): https://www.gesetze-im-internet.de/min_tafelwv/Min_TafelWV.pdf (abgerufen 17.07.2024)

Praktischer Leitfaden zur Medizinischen Versorgung von Chemiekampfstoffopfern als PDF-Dokument unter: https://www.opcw.org/sites/default/files/documents/2019/07/Praktische%20Anleitung%20zur%20medizinischen%20Versorgung%20von%20Chemiekampfstoff%20Opfern-Juni-2019.pdf (abgerufen 17.07.2024)

Trinkwasserverordnung (Stand 2023): https://www.gesetze-im-internet.de/trinkwv_2023/TrinkwV.pdf (abgerufen 17.07.2024)

https://www.aerzteblatt.de/archiv/211892/Methotrexat-Todesfaelle-durch-falsche-Dosis (abgerufen 17.07.2024)

https://www.awmf.org/leitlinien/detail/ll/001-044.html (abgerufen 17.07.2024, auf dieser Seite Langfassung „Prävention und Therapie der systemischen Lokalanästhetika-Intoxikation (LAST)“ als PDF-Datei herunterladen)

https://www.awmf.org/leitlinien/detail/ll/057-013.html (abgerufen 17.07.2024, auf dieser Seite Langfassung „Therapie des Typ-1-Diabetes“ als PDF-Datei herunterladen)

https://register.awmf.org/assets/guidelines/013-077l_S1_Aesthetische_Botulinumtoxin_Therapie_2022-07.pdf (abgerufen 17.07.2024)

https://www.berinert.de/documents/64158/69464/FI_Berinert_April_2016.pdf/a5ed7d04-0c28-4f5a-994d-896a1e8031cd (abgerufen 17.07.2024)

https://www.bfarm.de/SharedDocs/Risikoinformationen/Pharmakovigilanz/DE/RHB/2009/info-methotrexat.pdf?__blob=publicationFile&v=1 (abgerufen 17.07.2024)

https://www.bfr.bund.de/cm/343/nahrungsergaenzungsmittel-die-dinitrophenol-dnp-enthalten-koennen-zu-schweren-vergiftungen-bis-hin-zu-todesfaellen-fuehren.pdf (abgerufen 17.07.2024)

https://www.bfr.bund.de/cm/343/neue-erkenntnisse-zu-cumarin-in-zimt.pdf (abgerufen 17.07.2024)

https://www.bvl.bund.de/DE/Arbeitsbereiche/04_Pflanzenschutzmittel/01_Aufgaben/02_ZulassungPSM/01_ZugelPSM/psm_ZugelPSM_node.html (abgerufen 17.07.2024)

https://www.deutsche-apotheker-zeitung.de/news/artikel/2019/11/13/amk-warnt-vor-dextromethorphan-missbrauch (abgerufen 17.07.2024)

https://www.ema.europa.eu/en/documents/product-information/firazyr-epar-product-information_en.pdf (abgerufen 17.07.2024)

https://www.ema.europa.eu/en/documents/product-information/voraxaze-epar-product-information_de.pdf (abgerufen 17.07.2024)

https://www.extrip-workgroup.org/barbiturates (abgerufen 17.07.2024)

https://www.fda.gov/media/85514/download (heptavalentes Botulismus Antitoxin) (abgerufen 17.07.2024)

https://www.hma.eu/fileadmin/dateien/Human_Medicines/01-About_HMA/Working_Groups/HMPWG/2020_09_HMPWG_Consolidated-List-FSD-1-5.pdf (abgerufen 17.07.2024)

https://www.klartext-nahrungsergaenzung.de/wissen/lebensmittel/nahrungsergaenzungsmittel/dinitrophenol-dnp-verbraucherzentralen-warnen-vor-dem-kauf-34333 (abgerufen 17.07.2024)

https://www.mhh.de/maligne-hyperthermie (abgerufen 17.07.2024)

https://www.pharmazeutische-zeitung.de/ausgabe-512006/aufgepasst-bei-loperamid/ (abgerufen 17.07.2024)

https://www.rki.de/DE/Content/Infekt/Biosicherheit/Agenzien/bg_botulismus.pdf?__blob=publicationFile (abgerufen 17.07.2024)

https://www.rki.de/DE/Content/Infekt/EpidBull/Merkblaetter/Ratgeber_Botulismus.html (abgerufen 17.07.2024) https://www.rki.de/DE/Content/Infekt/NRZ/Konsiliar/Clostridium_botulinum/Neurotoxin_produzierende_Clostridien.html (abgerufen 17.07.2024)

https://www.rote-liste.de/api/w-information/?rel_link=/wp-content/uploads/2022/12/Antidotarium.pdf (abgerufen 18.07.2024)

https://www.uniklinikum-leipzig.de/einrichtungen/kai/Freigegebene%20Dokumente/Brosch%C3%BCre_Maligne_Hyperthermie02.pdf (abgerufen 17.07.2024)

https://www.vetpharm.uzh.ch/clinitox/toxdb/klt_064.htm?Submit=done (abgerufen 17.07.2024)

Chemikalien

Literatur

Azarov I et al. Five-coordinate H64Q neuroglobin as a ligand-trap antidote for carbon monoxide poisoning. Science Translational Medicine 8(368): 368, 2016 (zugänglich unter https://www.science.org/doi/10.1126/scitranslmed.aah6571; abgerufen 17.07.2024)

Bryant S M, Leikin J B. Iron. Aufsatz in: Brent J et al. (eds), Critical Care Toxicology, 2nd ed., Springer International Publishing, Cham (Switzerland) 2017

Busse FP, Fiedler GM, Leichtle A, Hentschel H, Stumvoll M. Lead poisoning due to adulterated marijuana in Leipzig. Dtsch Arztebl Int 105(44): 757–762, 2008

Ghosh J, Sil PC. Mechanism for Arsenic-Induced Toxic Effects. In: Handbook of Arsenic Toxicology, 203–231, 2015

Kew J, Morris C, Aihie A et al. Arsenic and mercury intoxication due to Indian ethnic remedies. Br Med J 306(6876): 506 - 507, 1993

Kirchinger W. Kap. 12: Management von Strahlenunfällen und Strahlenkatastrophen – Schutz der (Klinik-)Mitarbeiter. Aufsatz in: Katastrophenmedizin - Leitfaden für die ärztliche Versorgung im Katastrophenfall. 6. Aufl., Bundesamt für Bevölkerungsschutz und Katastrophenhilfe Bonn 2013 (unveränderter Nachdruck)

Lexikon der Chemie (3 Bände). Spektrum Akademischer Verlag, Heidelberg, Berlin 2008

Ludewig R, Regenthal R. Akute Vergiftungen und Arzneimittelüberdosierungen - Schnell- und Hintergrundinformationen zu Erkennung, Verlauf,

Behandlung und Verhütung, 11. Aufl., Wissenschaftliche Verlagsgesellschaft Stuttgart 2015

Martens F. Toxikologische Notfälle. Georg Thieme Verlag, Stuttgart 2015

Martens F. Bewusstlosigkeit mit Knoblauchgeruch. Der Notarzt 16(6): 193–194, 2000

Münstedt K. Ratgeber unkonventionelle Krebstherapien. ecomed Medizin Landsberg am Lech 2005

Schweda E. Jander/Blasius - Anorganische Chemie I. 19. Aufl., Hirzel Verlag, Stuttgart 2022

Internet

Arsen and Arsenic Compounds. In: Environmental Health Criteria 224. Online unter https://www.inchem.org/documents/ehc/ehc/ehc224.htm (abgerufen 17.07.2024)

Buchheim-Schmidt S. Ein Fall unkontrollierter Niedrigpotenzeneinnahme von Arsenicum album D6 – kritisch hinterfragt. Zeitschrift Naturheilpraxis 10/2012 und 11/2012. Online unter: http://webarchiv.naturheilpraxis.de/fachforen/homoeopathieforum/index.html) (abgerufen 17.07.2024)

GESTIS-Stoffdatenbank für Arsan: https://gestis.dguv.de/data?name=004900 (abgerufen 17.07.2024)

https://cfpub.epa.gov/ncea/iris2/chemicalLanding.cfm?substance_nmbr=76 (abgerufen 17.07.2024)

https://cfpub.epa.gov/ncea/iris2/chemicalLanding.cfm?substance_nmbr=78 (abgerufen 17.07.2024)

https://mobil.bfr.bund.de/cm/350/aerztliche_mitteilungen_bei_vergiftungen_2008.pdf (abgerufen 17.07.2024)

https://pubmed.ncbi.nlm.nih.gov/38251179/ (abgerufen am 05.01.2025)

https://pubmed.ncbi.nlm.nih.gov/37973013/ (abgerufen am 05.01.2025)

https://pubmed.ncbi.nlm.nih.gov/39312240/ (abgerufen am 05.01.2025)

https://pubmed.ncbi.nlm.nih.gov/34034611/ (abgerufen am 05.01.2025)

https://pubmed.ncbi.nlm.nih.gov/36848754/ (abgerufen am 05.01.2025)

https://roempp.thieme.de/lexicon/RD-13-01660 (abgerufen 17.07.2024)

https://roempp.thieme.de/lexicon (abgerufen 17.07.2024)

https://www.hma.eu/fileadmin/dateien/Human_Medicines/01-About_HMA/Working_Groups/HMPWG/2020_09_HMPWG_Consolidated-List-FSD-1-5.pdf (abgerufen 17.07.2024)

Mineral- und Tafelwasserverordnung (Stand 2017): https://www.gesetze-im-internet.de/min_tafelwv/Min_TafelWV.pdf (abgerufen 17.07.2024)

Praktischer Leitfaden zur Medizinischen Versorgung von Chemiekampfstoffopfern als PDF-Dokument unter: https://www.opcw.org/sites/default/files/documents/2019/07/Praktische%20Anleitung%20zur%20medizinischen%20Versorgung%20von%20Chemiekampfstoff%20Opfern-Juni-2019.pdf (abgerufen 17.07.2024)

Strahlenschutzkommission: Verwendung von Jodtabletten zur Jodblockade der Schilddrüse bei einem kerntechnischen Unfall; abrufbar als PDF-Dokument unter: https://www.ssk.de/SharedDocs/Beratungsergebnisse/DE/2004/2004-06-25_Iodmerkblaetter.pdf?__blob=publicationFile&v=3 (abgerufen 17.07.2024)

Trinkwasserverordnung (Stand 2023): https://www.gesetze-im-internet.de/trinkwv_2023/TrinkwV.pdf (abgerufen 17.07.2024)

https://www.akdae.de/Arzneimittelsicherheit/Weitere/Bedenkliche-Rezepturarzneimittel.pdf (abgerufen 17.07.2024)

https://www.arznei-telegramm.de/html/1991_01/9101002_01.html (abgerufen 17.07.2024)

https://www.bfarm.de/SharedDocs/Downloads/DE/Arzneimittel/Pharmakovigilanz/Gremien/RoutinesitzungPar63AMG/74Sitzung/pkt-4-3.pdf?__blob=publicationFile&v=1 (abgerufen 17.07.2024)

https://www.bfr.bund.de/cm/343/nitrit_in_spinat_und_anderen_lebensmitteln.pdf (abgerufen 17.07.2024)

https://www.bfr.bund.de/cm/350/gesundheitsrisiken-durch-kohlenmonoxid.pdf (abgerufen 17.07.2024)

https://www.bfr.bund.de/de/a-z_index/amygdalin-9426.html (abgerufen 17.07.2024)

https://www.bfr.bund.de/de/a-z_index/blei-5227.html (Verschiedene Stellungnahmen zu Blei; abgerufen 17.07.2024)

https://www.bvl.bund.de/DE/Arbeitsbereiche/04_Pflanzenschutzmittel/01_Aufgaben/02_ZulassungPSM/01_ZugelPSM/psm_ZugelPSM_node.html (abgerufen 17.07.2024)

https://www.ema.europa.eu/en/documents/product-information/cyanokit-epar-product-information_de.pdf (abgerufen 17.07.2024)

https://www.ema.europa.eu/en/documents/scientific-guideline/international-conference-harmonisation-technical-requirements-registration-pharmaceuticals-human-use_en-32.pdf (ICH Q3D(R1) Guideline; abgerufen 17.07.2024)

https://www.rote-liste.de/api/w-information/?rel_link=/wp-content/uploads/2022/12/Antidotarium.pdf (abgerufen 18.07.2024)

https://www.springermedizin.de/suizid/suizid/medikamente-und-toxische-substanzen-in-der-sterbehilfe/15113720 (abgerufen 17.07.2024)
https://www.test.de/Bleigiessen-Besser-bleifrei-ins-Neue-Jahr-4484000-0/ (abgerufen 17.07.2024)

Giftnotrufe

Literatur

ROTE LISTE® Sonderkapitel
Vergiftungsfälle – Informationszentren Deutschland
Vergiftungsfälle – Informationszentren Europa

Internet

https://www.bfr.bund.de/cm/343/verzeichnis-der-giftinformationszentren.pdf (abgerufen 17.07.2024)
https://www.rote-liste.de/api/w-information/?rel_link=/wp-content/uploads/2022/12/Infozentren-Deutschland.pdf (abgerufen 17.07.2024)
https://www.rote-liste.de/api/w-information/?rel_link=/wp-content/uploads/2022/12/Infozentren-EU.pdf (abgerufen 17.07.2024)
https://apps.who.int/poisoncentres/PoisonCentres_201902.pdf (abgerufen 17.07.2024)
https://www.klinitox.de/77.0.html (abgerufen 24.08.2023)

Bildnachweis

▸ **Seite 48:** Eva Müller-Rohm; ▸ **Seite 94:** Andreas Kunze, via Wikimedia Commons, CC BY-SA 3.0; ▸ **Seite 98:** Ruckszio, stock.adobe.com; ▸ **Seite 103:** Pedro Luna/ADDICTIVE STOCK, stock.adobe.com; ▸ **Seite 108:** Dietrich Mebs; ▸ **Seite 109:** chayantorn, stock.adobe.com; ▸ **Seite 179:** Schlierner, stock.adobe.com; ▸ **Seite 191:** zeitgenössischer Grafiker, 1910, Wikimedia Commons, public domain. ▸ **Seite 233:** Jenny Sturm, stock.adobe.com.
Alle weiteren Fotos: Susann Buchheim-Schmidt, Ralf Schwarzbach

Detaillierte Lizenztexte für Bilder unter Creative-Commons-Lizensierung sind einsehbar unter http://de.creativecommons.org

Formelzeichnungen/Grafiken: FOXDESIGNER Wahner GbR, Ebsdorfergrund

Sachregister

Hinweis: Seitenzahlen mit dem Zusatz „ff." verweisen auf Hauptfundstellen.

A

D

N

O

P

Q

R

S

T

Autoren und Mitarbeiter

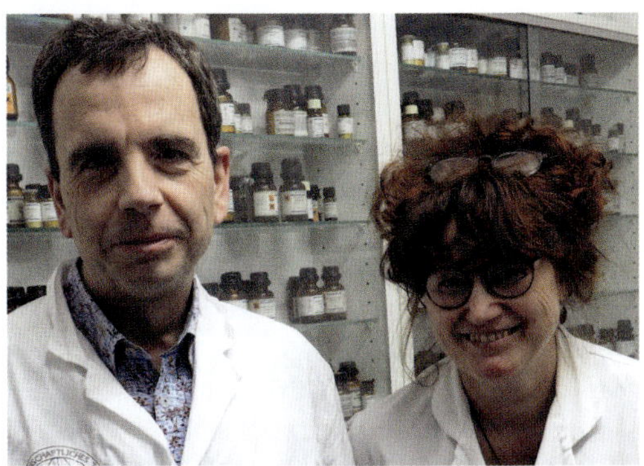

Susann Buchheim-Schmidt

Susann Buchheim-Schmidt ist MTA, Apothekerin und Heilpraktikerin. Sie hat Pharmazie in Jena und Halle (Saale) studiert. Nach ihrem Studium arbeitete sie als Krankenhausapothekerin, in der öffentlichen Apotheke und in der pharmazeutischen Industrie. Berufsbegleitend erwarb sie eine Zusatzqualifikation zur „Fachpharmazeutin für Toxikologie" im Rahmen eines Postgradualstudiums an der Universität Leipzig. Frau Buchheim-Schmidt ist zurzeit als Dozentin an der PTA-Schule des Naturwissenschaftlichen Technikums Dr. Künkele (NTK) Mainz tätig, wo sie u. a. die Fächer Arzneimittelkunde, Gefahrstoffkunde, Medizinproduktekunde und Biochemie unterrichtet.
Im Bereich Toxikologie beschäftigt sie sich mit der Bewertung von Ausgangsstoffen zur Herstellung homöopathischer Arzneimittel. Gemeinsam mit Ralf Schwarzbach ist sie in der „Toxicology & Safety Group" der HPUS (Homeopathic Pharmacopoeia of the United States) aktiv

Ralf Schwarzbach

Dr. Ralf Schwarzbach ist promovierter Chemiker (Diplomstudium in Jena, Promotion in Mainz). Sein Arbeitsgebiet während der Promotion umfasste die metallorganische Chemie. Er war in verschiedenen Bereichen der Industrie tätig und bis 2014 Honorardozent an der PTA-Schule des Internationalen Bundes (IB) in Mainz. Seit 2015 arbeitet er als Dozent für die PTA-Ausbildung am Naturwissenschaftlichen Technikum Dr. Künkele (NTK) in Landau (Pfalz) an den Standorten Mainz und Landau.

Helmut Hentschel

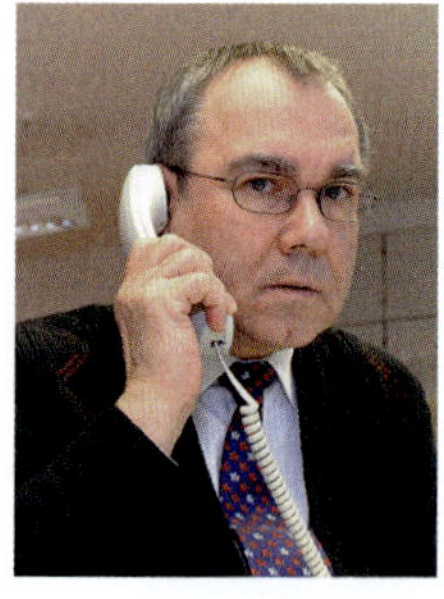

Dr. med. Helmut Hentschel ist Facharzt für Pharmakologie und Toxikologie sowie Klinische Pharmakologie. Von 1975 bis 1993 war er an der Medizinischen Akademie Erfurt in der pharmakologischen und pathobiochemischen Forschung und Lehre tätig. Sein Schwerpunkt lag dabei auf der Untersuchung kardiovaskulärer Wirkstoffe (Heparinoide, Herzglykoside, Calciumantagonisten, organische Nitrokörper, Lipidtransferprotein). Anfang der 1990er Jahre übernahm er den Aufbau des Gemeinsamen Giftinformationszentrum (GGIZ) der Länder Sachsen, Sachsen-Anhalt, Mecklenburg-Vorpommern und Thüringen. Von 1994 bis 2017 leitete er diese Einrichtung